"医"说科普丛书

第 三 辑

主编 石浩强

实 话

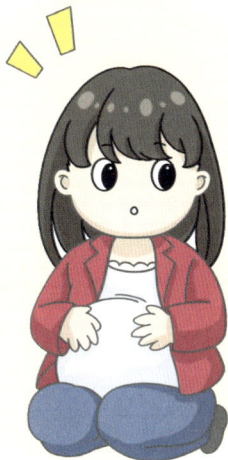

"石" 说

SHIHUA
SHISHUO (2)

(2)

上海交通大学出版社
SHANGHAI JIAO TONG UNIVERSITY PRESS

内容提要

　　本书是普及用药知识的科普图书，为"'医'说科普丛书"（第三辑）之一。本丛书由《智话健齿》《实话"石"说（2）》《"征"话岐黄》三册组成，旨在帮助公众增长医学知识，提升健康素养。丛书的编写团队均来自上海权威的医疗机构，由临床医护工作者精心撰写而成，通俗易懂、图文并茂，用深入浅出的方式为读者打开通往健康的知识大门。

　　《实话"石"说（2）》由上海交通大学附属瑞金医院的专家团队，以现代的、系统的医学、药学和管理学知识为基础，潜心创作而成，力求满足公众的实际需求，帮助大家会吃药、吃好药、合理安全用药。本书内容涵盖了心血管药物、抗菌药物、急救药物等多个与家庭用药息息相关的主题，基本囊括了日常生活中可能遇到的各种用药情况。每个主题以"三十六计"为构想进行编撰，便于读者快速抓住知识重点，掌握实用技巧。

图书在版编目（CIP）数据

实话"石"说 . 2 / 石浩强主编 . -- 上海：上海交通大学出版社，2024.11 --（"医"说科普）. -- ISBN 978-7-313-31787-2

Ⅰ. R452-49

中国国家版本馆 CIP 数据核字第 20242NR263 号

实话"石"说（2）

SHIHUA SHI SHUO（2）

主　　编：石浩强			
出版发行：上海交通大学出版社		地　　址：上海市番禺路951号
邮政编码：200030		电　　话：021-64071208
印　　制：上海盛通时代印刷有限公司		经　　销：全国新华书店
开　　本：710mm×1000mm　1/16		印　　张：15.25
字　　数：230千字		
版　　次：2024年11月第1版		印　　次：2024年11月第1次印刷
书　　号：ISBN 978-7-313-31787-2		
定　　价：79.00元		

序

　　"没有全民健康，就没有全面小康。"党的十九届五中全会提出"全面推进健康中国建设"，明确了 2035 年基本建成健康中国的远景目标。《"健康中国 2030"规划纲要》的提出，更是将提升居民健康素养作为关键任务，提出到 2030 年，居民健康素养水平达到 30% 的目标。根据国家卫生健康委员会公布的数据，中国居民的健康素养水平在近年来有了显著提升。2023 年，中国居民的健康素养水平达到了 29.70%，比 2022 年提高了 1.92 个百分点。城市居民的健康素养水平为 33.25%，而农村居民为 26.23%，虽然存在差距，但城乡差距正在缩小。中国居民的健康素养水平对目标的不断接近，显示了国家在健康教育和健康促进方面的成效，是国家政策导向与社会共同努力的结晶，它见证了我们在健康教育与促进方面所取得的显著成就。

　　健康是民族昌盛和国家富强的重要标志，也是广大人民群众的共同追求。正是基于这样的背景与使命，我们迎来了"'医'说科普丛书"第三辑的问世。本丛书不仅是医学知识与科普教育的完美结合，更是《"健康中国 2030"规划纲要》等政策文件精神的具体实践。它汇聚了医学领域的智慧与力量，以专业的视角、严谨的态度，将复杂的医学知识转化为通俗易懂的语言，旨在引导公众树立正确的健康观念，提升自我保健能力。

　　作为一名长期致力于医学研究与实践的医学工作者，我深感健康科普工作的重要性与紧迫性。在我看来，"'医'说科普丛书"不仅承载了传播医学知识的重任，更肩负着提升全民健康素养、推动健康中国建设的历史使命。因此，我衷心感谢黄浦区科协与上海交通大学出版社的辛勤努力与卓越贡献，为丛书的顺利出版提供了坚实的保障。

本次出版的第三辑丛书，包括《实话"石"说（2）》《智话健齿》与《"征"话岐黄》三本书，各具特色，相得益彰。它们不仅涵盖了用药安全、口腔健康、中医养生等多个重要领域，而且采用了通俗易懂的语言、图文并茂的形式，使得复杂的医学知识变得生动有趣，易于理解。特别是《实话"石"说（2）》中的"合理用药36计"，通过解答日常生活中的用药疑惑，帮助公众实现会吃药、吃好药、合理安全用药的目标；《智话健齿》则通过口腔科普漫画，让口腔健康知识更加深入人心；《"征"话岐黄》则以其独特的中医漫画风格和全面的养生知识介绍，为公众打开了一扇了解中医、应用中医的大门。

值得一提的是，"'医'说科普丛书"与我一直在研究的"稳态医学"理念相一致。我们强调，应该立足于整个机体的分子、细胞、器官及全身的平衡稳态，来研究如何维护人体健康、预防和诊疗疾病。如果失去平衡稳态就是得病了。我们通过推动健康教育、疾病预防和健康生活方式的普及等策略，来增强广大民众自身的稳态调节能力，减少慢性疾病的发生。

本丛书的编写团队均来自医学领域的权威机构或知名专家，他们凭借深厚的学术功底和丰富的临床经验，确保了丛书内容的科学性和权威性。同时，黄浦区科协与上海交通大学出版社的紧密合作，也为丛书的顺利出版提供了有力的保障和支持。

展望未来，我们期待"'医'说科普丛书"能够持续深耕细作，不断创新突破，为公众提供更多优质、实用的健康科普读物。同时，我们也呼吁社会各界共同参与健康科普行动，形成全社会关注健康、支持健康的良好氛围，为实现健康中国的宏伟目标贡献我们的智慧与力量。

最后，再次祝贺"'医'说科普丛书"第三辑的成功出版，愿它成为每一位读者健康生活的良师益友！

王松灵

中国科学院院士
中国医学科学院学部委员
南方科技大学医学院院长
2024 年 9 月

目 录

篇一　谨防药品不良反应　　1

什么是药品不良反应 3

服用"吗丁啉"，请注意这些 4

服用退热药"对乙酰氨基酚"需小心 4

合理使用阿司匹林 5

补钙，当心弄巧成拙 6

日本"面包超人"感冒药背后的药物不良反应 6

益生菌，不宜长期服用 7

服用益生菌时的 5 点注意事项 7

口服胶囊剂，谨防引起胃部不适 7

不能与酒同服的 10 类药物 8

不能与茶水同服的药物 9

不能与葡萄柚汁同服的药物 10

不能与酸性水果同服的药物 10

不能与钙剂同服的食物 11

不能与牛奶同服的药物 11

不能与槟榔、苦瓜同服的药物 11

服药期间抽烟，小心"毒上加毒" 11

用药期间能否注射疫苗，以下 4 点要注意 12

乱吃"护肝片"，反而会伤肝 13

哪些药会引起"药源性帕金森病" 13

可能会引起血糖紊乱的 10 类药物 13

这些药物容易引起药疹 14

会影响肠道菌群平衡的药物 15

注意用药引起的"便秘" 15

容易伤胃的药物 16

容易伤肠的药物 16

容易伤肝的药物 17

容易伤肾的药物 17

手术前需要停用的 10 类药物 17

吃海鲜时喝茶，会上吐下泻！务必注意这些 18

使用爽身粉，适量、规范是首要 19

不宜选用胃动力药物的情况 20

减肥药的"六宗罪" 20

服用中药期间，要管住嘴 21

咖啡真的会致癌吗 21

手术麻醉会影响智力吗 22

篇二 用药宝典——合理用药 36 计 23

"家庭小药箱"的私房小秘诀 25

刚过期的药品还能使用吗 26

药物干燥剂，开封后如何处理 26

人在旅途，备药很重要 26

送服药物用什么液体 27

补钙时，千万不要同服这些食物，尤其是咖啡 28

症状消失要即时停药吗 28

一头乌发，值得你拥有 29

这些药长期吃，切记注意外源性补充 29

补充维生素，要"刚刚好"，"多多益善"不可取 30

"胶囊宝宝"是用什么"炼成"的 30

疫苗小知识 31

流感和流感疫苗的"干货"知识 32

注射流感疫苗的 4 大问题 32

温度之于药品，理得清道得明的"好朋友" 32

药品都能放冰箱保存吗 33

储存药品小窍门 33

辩证看待有效期，保证药效第一 34

吃"沙星"，需护跟腱 34

辅酶 Q10，益处多多 35

风油精的十二大妙用知多少 35

酒后头痛难忍，可以服用止痛药物吗 37

漏服药物，不能加倍补服 37

药物辅料，让人欢喜让人忧 38

谁说良药只能苦口 39

补铁时千万别喝茶，要喝茶也该摄入"它" 39

长期吃 5 类药时需补充维生素 40

美容化妆，到底往脸上抹了多少化学物质 40

临睡前吃药，会不会更伤肝 41

心血管药物，牢记最佳服用时间点 42

药品、保健食品、保健品与"三高"症 43

一些药物有剂量"红线" 43

吃药！不粘嗓子，就该这么做 44

破伤风针，该不该打；怎么打 44

静脉输液要谨慎 45

规避输液的风险 46

篇三 "心"药治"心病"——心血管药物合理使用 36 计 47

降压药物的"六大合理使用原则" 49

降压药物，切记联合用药 50

常用的降压药有 5 类，您知道吗 50

降压药物，何时吃最为妥当 51

正确的血压测量方式 51

高血压治疗，血压控制达到目标值最为重要 52

服用心血管药物后，治疗效果明显，患者是否可以见好就收，或私下降低剂量 52

不能与降压药同服的药物　　　　　　　　　　　　52

降压不宜操之过急，千万不能重复给药　　　　　53

血压急剧升高怎么办　　　　　　　　　　　　　53

老年心血管患者，早晨起床应注意什么　　　　　54

老年心血管患者晨练时发生应急事件，如何防范　　54

忘记服心血管药物怎么办　　　　　　　　　　　55

倍他乐克这个药物目前非常常用，服用时应注意些什么　　55

常用的一些慢性病药物是否可以掰开服用　　　　55

阿司匹林肠溶片是否应该严格饭后服用　　　　　56

抗凝药物华法林是很经典的口服抗凝药物，如何合理使用　　56

影响华法林药效的因素是什么　　　　　　　　　56

服用华法林的注意事项是什么　　　　　　　　　57

硝酸甘油的瓶子里为什么塞有一团纸　　　　　　58

服用抗血小板药物、抗凝药物后应注意些什么　　58

保管药品时，您知道温度要求吗　　　　　　　　58

您知道非药物治疗的方式吗　　　　　　　　　　58

适宜清晨服用的药品　　　　　　　　　　　　　59

适宜餐前服用的药品　　　　　　　　　　　　　59

适宜餐中服用的药品　　　　　　　　　　　　　60

适宜餐后服用的药品　　　　　　　　　　　　　60

适宜睡前服用的药品　　　　　　　　　　　　　60

妊娠期妇女，使用哪种降压药物比较安全　　　　61

您对阿司匹林了解多少　　　　　　　　　　　　62

心血管患者为何要戒烟、限酒　　　　　　　　　62

口服药物如何合理送服　　　　　　　　　　　　62

血脂高了怎么办　　　　　　　　　　　　　　　63

得了糖尿病，并不可怕　　　　　　　　　　　　63

降糖药物，何时服用最为适宜　　　　　　　　　64

注射胰岛素，请注意要领　　　　　　　　　　　64

篇四　药到病除——抗菌药物合理使用 36 计　67

抗菌药物有几类　69

消炎药和抗菌药物，二者不能等同　70

感冒不一定需要使用抗菌药物　70

抗菌药物是否越新越好、越贵越好　70

抗菌药物治疗效果明显，是否可以随意停药或减量　71

什么是浓度依赖性抗菌药物、时间依赖性抗菌药物　71

频繁更换抗菌药物，大错特错　72

常见的抗菌药物不良反应有哪些　72

滥用抗菌药物，危害重重　72

抗菌药物合理使用的环节，请牢牢记住　73

使用抗菌药物需考虑的因素　73

如何合理使用抗菌药物　73

抗菌药物使用的四不原则　74

抗菌药物使用现状中，误区多多　74

宜空腹服用的抗菌药物有哪些　75

宜饭后服用的抗菌药物有哪些　75

青霉素的使用注意事项　75

头孢菌素不能与哪些药物配伍使用　76

左氧氟沙星（可乐必妥）使用时应注意什么　76

甲硝唑的使用注意事项　76

常见的需使用抗菌药物的疾病及其用药依据　77

肾功能减退患者使用抗菌药物的注意事项　77

肝功能减退患者使用抗菌药物的注意事项　77

老年患者如何使用抗菌药物　77

新生儿、小儿患者使用抗菌药物，应当注意哪些　78

孕期、哺乳期妇女使用抗菌药物有哪些注意事项　78

常见的抗菌药物使用无效，原因复杂多样，综合考虑为佳　78

抗菌药物使用的四大建议，记住有大好处　79

儿童服用抗菌药物，切忌见好就收　　　　　　　　79

广谱抗菌药物是"万能"的，该首选吗　　　　　　79

超级细菌不可怕，可怕的是不合理用药　　　　　　80

腹泻了，需要服用抗菌药物吗　　　　　　　　　　80

咳嗽时，切忌乱用抗菌药物　　　　　　　　　　　81

高血压患者慎用的抗菌药物　　　　　　　　　　　81

抗菌药物与降血脂药一起吃，有增加横纹肌溶解的危险　81

抗菌药物合理使用的四句口诀　　　　　　　　　　82

篇五　好药必备——老年人合理用药36计　　83

老年人的药物吸收大不同　　　　　　　　　　　　85

肝功能改变对老年人药物代谢的影响　　　　　　　86

老年性疾病的特点是多病共存　　　　　　　　　　87

"多用药、联合用药"，不一定适合老年人　　　　　87

老年人常用的药物及其不良反应　　　　　　　　　88

对于老年人而言，常见的有肾毒性的药物　　　　　88

对于老年人而言，常见的具有肝毒性的药物　　　　89

老年人用药剂量与种类有什么讲究　　　　　　　　89

老年人用药，剂型选择很重要　　　　　　　　　　90

最易伤害老人的10种药物　　　　　　　　　　　　91

老年人服用以下药物，肾排泄量会减少　　　　　　91

购药走正规渠道，切忌轻信广告传销　　　　　　　92

老年人服药期间应控制好个人嗜好与饮食习惯　　　92

老年人常见的10种慢性病，防胜于治，您了解吗　　93

老年人高血压用药原则　　　　　　　　　　　　　94

老年人降压应注意什么　　　　　　　　　　　　　95

老年人糖尿病的治疗方法　　　　　　　　　　　　95

老年人慎服镇静催眠药　　　　　　　　　　　　　96

老年人如何正确服用镇静催眠药　　　　　　　　　96

中医在治疗老年失眠问题上的建议　97

老年人补钙常见误区　97

老年人如何补钙吸收效果好　98

老年性脚肿是什么原因引起的　99

老年人便秘了怎么办　99

老年人用药需勤加记录，联合用药更要谨慎　100

老年人用药咨询，切忌轻信广告　101

老年人患急病应有优先治疗的原则　101

老年人，经验用药要当心！跟风吃药不可取　101

老年人用药要养成细读说明书的习惯　102

老年人用药不良反应需重视，及时应对很重要　103

老年人用药的时间有讲究　103

小剂量用药原则适合于老年人　104

老年患者长期服药需要进行肾功能监测　104

用药提醒的小药箱，非常方便老人服药　104

老年人出门"备药"是好习惯　105

老年人，您的家用药箱定时清理了吗　106

篇六　黄金抢救——急救合理用药 36 计 107

严重咳嗽，您知道怎么用药急救吗　109

咯血，可大可小，要充分注意　111

呕血、便血要重视，急救药物需熟知　111

呕吐，急救常用药的禁忌知多少　112

腹痛腹泻，用药误区需谨记　112

引起腹泻的原因多样，药物要用对　113

老年人起床，需遵循"三步曲"　113

口服药物急救要注意方式、方法　114

可乐定，切忌随意停药　115

可乐定，服用过量怎么办　116

华法林，不能同服哪些药品   116

华法林，不得不口服用药的几类疾病   117

服用华法林，真的无法避免出血吗   118

华法林，漏服了怎么办   118

华法林与生活中哪些食物相生相克   119

华法林，个体差异大   120

在预防血栓上，华法林与阿司匹林有区别，但能"强强联合"   121

硝酸甘油片，不能经常吃   121

硝酸甘油片，您吃对了吗   122

"娇气"的硝酸甘油片   123

硝酸甘油片适合您吗   123

突发心脏病服用阿司匹林靠谱吗   124

阿司匹林与这些药物合用要慎重   124

阿司匹林适合您吗   125

阿司匹林的正规化服用   125

阿司匹林，到底是早上吃；还是晚上吃   126

阿司匹林，剂量过小、过大都不行   126

阿司匹林，千万不能擅自停药   127

麝香保心丸，您该知道这些   127

从"救命药"到预防用药的华丽转身——麝香保心丸   128

麝香保心丸、阿司匹林，联合用药好处多   129

麝香保心丸，您会正确服用和储藏吗   129

氯吡格雷（波立维、泰嘉），一般需服用多长时间   129

氯吡格雷（波立维、泰嘉），用药要当心   130

冠心病支架植入术后，同服阿司匹林和氯吡格雷应注意什么   130

随身带药防猝死，有备无患需牢记   131

篇七　常病宜治——抗感冒药物合理使用 36 计   133

感冒，对症治疗   135

抗感冒药多为复方，选择一种就行 136

中药治感冒，风寒风热不同药 137

儿童用药有原则，记住以下 6 点才安全 138

儿童患上感冒，用药误区需谨记 138

新生儿用退烧药，真的应该谨慎 139

儿童用药，剂量换算到底是怎样的 140

宝宝感冒咳嗽，不要盲目使用抗菌药物 140

儿童感冒不轻易用抗菌药物 141

孕产妇发热可以吃药吗 142

妊娠期用药，安全性有等级 142

孕妇感冒用药，注意事项要牢记 144

孕妇不能用的常见感冒药 144

流感和感冒，如何正确区分 144

流感预防有妙招 145

流感救治，黄金 48 小时 145

如何正确服用奥司他韦 146

治疗流感，中药也有良方 146

病毒唑（利巴韦林），不能抗流感 147

能口服，不输液，输液堪比小手术 148

宝宝发热，对乙酰氨基酚和布洛芬切勿联合使用 148

儿童退热，对乙酰氨基酚、布洛芬哪种强 149

布洛芬，这些患者不宜用 150

您知道布洛芬正确的服用方法吗 150

长期使用布洛芬，"良药"变"毒药" 151

小儿布洛芬栓怎么用 152

体温升高就吃对乙酰氨基酚，这样做对吗 152

对乙酰氨基酚，服用过量会中毒 153

对乙酰氨基酚与乙醇同服，危害重重 153

儿童用的混悬液，您会正确储藏吗 154

感冒就用抗菌药物，不一定有用 154

感冒时服用抗菌药物，疗程是多久 　155

复方甘草口服溶液与头孢类抗菌药物同服，小心中毒 　155

咳嗽用药，有痰、没痰很关键 　156

中药咳嗽药水有很多，用药要合理、安全 　157

感冒服药时，请不要吸烟 　157

篇八　谨慎用药——儿童合理用药 36 计 　159

小儿用药剂量不简单 　161

小儿用药现状及存在的问题 　162

儿童用药难的一大原因——说明书让人费解 　162

儿童乱用成人药酿大祸 　163

儿童功能性便秘，服用益生菌制剂应注意哪些 　163

您知道婴幼儿滥用抗菌药物的后果吗 　164

小儿解热镇痛药使用注意事项 　164

抗感冒和镇咳药可以随意给孩子服用吗 　165

微量元素和维生素是安全的营养剂吗 　165

了解小儿药品中常见复方制剂的成分，避免重复用药 　166

小儿，请远离这四大类抗菌药物 　166

外用激素类软膏，小儿用药牢记几点 　167

小儿用药剂型很重要，口服剂型是首选 　167

小儿用药原则牢记心中 　168

小儿用药的注意事项 　168

小儿患病、用药，轻重缓急要分清，及时就医很重要 　169

常见抗菌药物引起儿童的不良反应 　169

其他常见儿童用药及其不良反应 　169

小儿用药禁忌 　170

小儿使用外用药要谨慎 　170

新生儿用退热药要谨慎 　171

婴幼儿用药四大原则 　171

小儿服用退热药，合理使用知多少　　171

退热药的选择，还应注意这些　　172

儿童用混悬制剂，用后如何安全储存　　172

外用退热栓剂，利弊知多少　　173

儿童补钙，好处多多！但适可而止　　174

老小有异，如何正确选择钙剂　　175

补钙知识不补不行　　175

了解咳嗽的主要分型，不要急着服用镇咳药物　　176

婴幼儿咳嗽时自行给药，大错特错　　177

婴幼儿出现咳嗽，喂服药物请注意　　177

小儿止咳祛痰药的选择　　177

警惕小孩过敏性咳嗽　　178

儿童常用消化药物，您知道吗　　178

儿童注射疫苗常用知识　　179

篇九　慎之又慎——孕产期合理用药 36 计　　181

孕妇安全用药的重要性　　183

药物对胎儿的影响分为几个时期　　184

避免"忽略用药"　　185

"延误用药"危害可能更大　　185

孕期用药的安全性分级　　186

常见的 5 级代表性药物有哪些　　186

孕妇用药的 5 大原则　　187

了解危害胎儿生长发育的西药　　187

对孕妇有危害的中草药，准妈妈亦要远离　　188

孕产妇需慎用的外用药　　189

哪些常见药物会引起胎儿器官功能性损害　　190

妊娠期高血压，危害重重　　190

妊娠期高血压（妊高征）患者应用降压药的指征及原则　　190

哺乳期妇女，安全使用降压药物应知 191

孕期感冒能吃药吗，对胎儿是否有影响 192

感冒高发季，孕妇如何预防 192

药物对胎儿的影响 193

孕妇需不需要吃护肝药 193

缺铁性贫血的孕妇如何治疗 194

缺铁性贫血的孕妇服用铁剂的注意事项 194

妊娠期糖尿病患者如何用药 195

孕期，莫把钙片当饭吃 195

孕妇"进补"需慎重 196

孕妇患口腔溃疡怎么办 196

孕妇嗓子疼，非药物治疗更合适 197

孕早期黄体酮保胎一定可行吗 197

孕妇用药，应注意给药途径 198

胃复安，不可用于妊娠止吐 198

哺乳期用药的注意事项 199

哺乳期不可用这些药，需格外警惕 199

哺乳期用药原则 200

抗菌药物在哺乳期的安全使用 201

解热镇痛类药物在哺乳期的安全使用 201

激素类药物在哺乳期的安全使用 202

乳母用药不慎可致孩子聋哑 202

家庭药箱中要为"准妈妈"添哪些药 202

篇十 止咳新法——咳嗽合理用药 36 计 205

轻微咳嗽对人体有益 207

咳嗽的临床表现有哪些 208

咳嗽的主要分型有哪些 208

如果服用降压药后出现干咳，不宜用镇咳药 208

咳嗽了，不要马上服用镇咳药物 209

了解复方镇咳制剂的成分 209

咳嗽药，因"病"制宜，对因治疗 210

不同类型咳嗽的用药有哪些区别 210

切忌一咳嗽就服用抗菌药物 210

老年慢性支气管炎，慎用镇咳药 211

含有止咳成分的咳嗽药 211

服用镇咳药，注意成瘾性 211

这些人群使用镇咳药时要特别注意 211

镇咳药右美沙芬 212

镇咳药苯丙哌林（定舒） 212

有祛痰成分的咳嗽药，是祛痰止咳的"利器" 212

祛痰药物乙酰半胱氨酸 213

司坦类祛痰药 213

祛痰药物：氨溴索（商品名：沐舒坦） 214

含有抗过敏成分的咳嗽药不能长期服用 214

服用含有平喘成分咳嗽药的注意事项 214

中药咳嗽药应辨证治疗，切勿自行服药 215

中药咳嗽药，长期服用也有不良反应 215

不要偏信偏方用于止咳 216

慎用甘草类止咳药 216

中药止咳药物，选用上务必注意 216

宝宝罹患慢性咳嗽，怎么办 217

了解一下婴幼儿咳嗽的简单护理 217

警惕小孩过敏性咳嗽 217

小儿止咳祛痰药的选择 217

服用咳嗽糖浆时，糖尿病患者不必"谈糖色变" 218

持续咳嗽请及时就医 218

咳嗽药物，服药时切记谨遵医嘱 218

一定要规避的咳嗽用药误区 219

咳嗽发作期间除规范选药服药外，还应注意什么 219

如何预防咳嗽，功夫在日常 220

谨防药品不良反应

合理使用阿司匹林

补钙，当心弄巧成拙

益生菌，不宜长期服用

不能与茶水同服的药物

减肥药的"六宗罪"

……

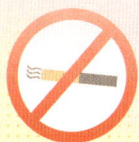

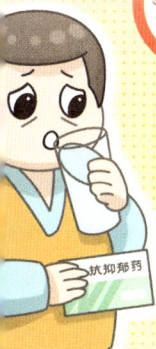

　　提到吃药，我们就会想到"是药三分毒"，这个"毒"其实是药物的不良反应。合格药物在正常用法用量的使用过程中，伴随着出现与疾病治疗无关或意外的有害作用，属于药物不良反应的一种。

　　一般而言，药物不良反应产生的症状相对较轻，在患者所能接受的范围内，而且多为可逆性的机能变化，也就是说不良反应所引起的不适感可以在停药后慢慢恢复。但是，不良反应肯定不仅仅是加大不适感这么简单，如果出现的不良反应诱发病情加重，停药、换药是必然的，必要时还要针对使用一些能够减轻或者抵消不良反应的药物进行对症治疗。

　　事实上，所有的药品，无论是西药、饮片或者中成药，都存在一定的不良反应。但是由于个人的身体情况不同，每个人在用药时出现的不良反应也会有差异。而临床用药的"最高境界"就是在将药效"最大化"的同时尽可能将不良反应"极小化"，实现针对每个人的"个体化给药"。

　　对用药过程中出现的不良反应，我们要学会正确面对和处理。其实，医生在开具处方时会结合患者的身体状况和基础水平，综合考虑患者的疾病风险和药物的不良反应，患者务必谨遵医嘱、安全规范地服用药物。如果服药后，身体感到不适或出现某些不良反应，应及时复诊并告知医生，医生会判断是否由于药物的不良反应所导致，进而及时停药或者更换药物。

▶ 什么是药品不良反应

　　药物的不良反应就是合格药物在正常的用法用量使用过程中，伴随出现的与疾病治疗无关或意外的有害作用，一般属于常见的不良反应。注意：同一药物的不良反应会因人而异。

　　不良反应还包括药物的毒性反应、后遗效应、继发反应、首剂效应、过敏反应、特异质反应、药物依赖、停药综合征、三致作用（致癌、致畸、致突变）等。

事实上，用药目的就是在获得最佳的药物治疗效果的同时，尽可能地降低药物副作用。

▶ 服用"吗丁啉"，请注意这些

事实上，随着多潘立酮（吗丁啉）服用剂量的加大与疗程的延长，诱发心脏不良反应的风险可能会增大，主要包括 QT 间期延长和出现心律失常等。服用该药时需要注意以下几点：

（1）成人及体重 35 千克以上的青少年，推荐剂量为每次 10 毫克，口服，每日最多 3 次。

（2）经医生评估后，可允许用于体重在 35 千克以下的青少年，口服给药，剂量为每千克体重 0.25 毫克，每日最多 3 次。

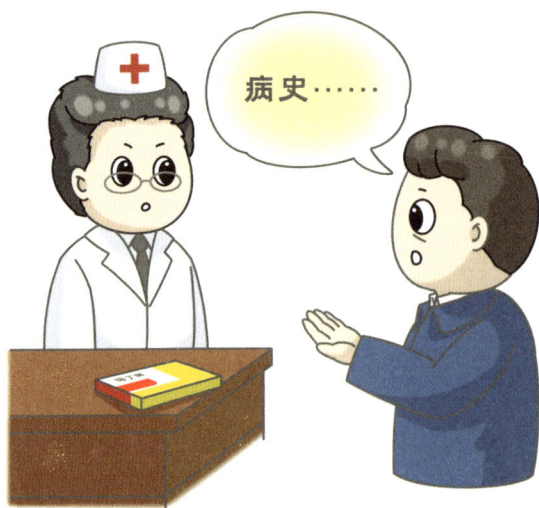

病史……

（3）宜在饭前 15 ～ 30 分钟服用多潘立酮，以利于药物的吸收与药效的发挥，饭后服用容易引起饥饿感，继而可能加重胃胀等不适感。

（4）有心脏疾病的患者，应向医生详细阐述自己的病史，以求安全。

谨记：短时间（服用时间最好别超过 1 周）、小剂量、遵医嘱服用吗丁啉，才能规避不良反应。

▶ 服用退热药"对乙酰氨基酚"需小心

对乙酰氨基酚是世界卫生组织（WHO）所认定的两种安全的退热药物之一，另外一种是布洛芬。

即使较为安全，但在服用对乙酰氨基酚时，仍应关注其不良反应。事实上，在过量服用对乙酰氨基酚或患者本身有肝功能损伤的情况下，可能会出现肝损伤，甚至肝损害的风险。因此即使是持续发热，也只能在间隔 4～6 小时后重复用药 1 次，24 小时内最好不超过 4 次。

另外，很多感冒药中都含有对乙酰氨基酚，因而一定要看清组分，不重复用药，以免导致不良反应的发生和发展。

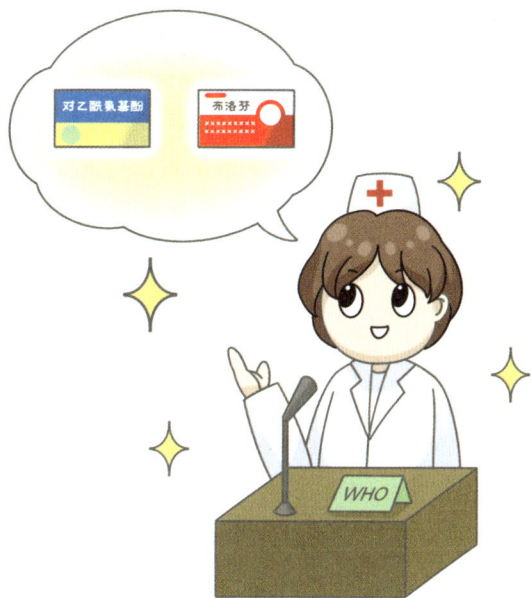

▶ 合理使用阿司匹林

众所周知，必须在正确的用法用量下合理服用阿司匹林，其安全性才是可靠的，日常使用上请注意以下 6 点：

（1）阿司匹林的肠溶制剂，如拜阿司匹林（100 毫克 / 片），一天当中任意时间服用均可，且应空腹服用，即饭前 1 小时或者饭后 2 小时服药，以便药物能够迅速进入碱性的肠道崩解吸收。

（2）医生首次为患者开具阿司匹林时，应详细询问患者的既往史和家族史，如有胃肠道出血倾向的，如胃溃疡，在用药上一定要权衡利弊，慎之又慎。

（3）阿司匹林肠溶制剂用于心血管不良事件的预防，常规剂量为每天 75～100 毫克，一般不能超过 150 毫克。服用国外进口的阿司匹林制剂时，一定要看清楚剂量，以免剂量超大而引发出血危险。

（4）300毫克阿司匹林用于心肌梗死患者的急救时，无论普通片剂还是肠溶制剂均应嚼服，使药物快速释放以对抗血栓的形成。及时的大剂量服用可以将心梗抢救的成功率提高20%左右，但300毫克的剂量仅限于急救。

（5）研究表明，在妊娠晚期即使是常规剂量的阿司匹林都可能导致胎儿动脉导管闭锁，而在临近分娩时更有可能增加母亲和胎儿的出血倾向，因而不主张服用。

（6）阿司匹林偶尔会诱发"阿司匹林哮喘"，哮喘患者禁用。

▶ 补钙，当心弄巧成拙

人体的钙需求量是800毫克/天。老年人、孩子、孕妇和哺乳期妇女的钙需求量稍大，为1 000毫克/天。而长期抽烟、酗酒或钙质吸收不良的人群的钙需求量最大，为1 250毫克/天。

事实上，盲目补钙反而会弄巧成拙，导致血钙浓度过高，诱发结石、碱中毒，甚至导致高钙血症。因此，在补钙前最好做一下钙评估。

▶ 日本"面包超人"感冒药背后的药物不良反应

日本产的"面包超人"儿童感冒糖浆的疗效被吹得神乎其神。事实上，其成分之一的对乙酰氨基酚具有解热镇痛的效果，但却有肝毒性，如果同时服用多种感冒复方制剂，很容易诱发严重的不良反应。

此外，氯苯那敏为常用的抗过敏药物，过量可能会引起嗜睡。曾经发现多例因为服用含有氯苯那敏成分的感冒药过量的病例，且多数为2岁以下的患儿。

伪麻黄碱是减轻鼻部充血剂，可能引起心率加快、血压升高等不良反应，长期使用还可能诱发药物性鼻炎和导致鼻黏膜充血反弹。

事实上，普通感冒属于自限性疾病，主要由病毒引起，并没有特效药，症状较轻时不需用药，多休息、多饮水、清淡饮食即可，切不可一出现感冒症状就马上用药。此外，4岁以下儿童不要随意使用感冒药，务必咨询医生或药师。

▶ 益生菌，不宜长期服用

益生菌并不是"补药"，对于一些急性病毒性胃肠炎、炎症性肠炎、服用抗菌药物等引起的药源性腹泻等，益生菌确实可能会起到帮助菌群恢复、改善胃肠道屏障、减轻炎症反应的作用。

但对于没有相关用药指针的人群而言，没有必要服用益生菌，更没有必要长期服用！

过度摄入和补充益生菌反而会加重人体负荷，扰乱胃肠道的微环境。此外，益生菌类制剂中往往还含有其他很多添加剂，如防腐剂、稳定剂、赋形剂等。如果长期摄入，益生菌是补充了，但同时也把添加剂吃进去了，贻害多多。

▶ 服用益生菌时的5点注意事项

事实上，服用益生菌类制剂，需要有足够量的活性菌到达胃肠道才能发挥有益作用，所以服用时应注意以下5点：

（1）避免用热水冲泡（一般水温不宜超过40℃），以免益生菌被"烫死"。

（2）抗菌药物可能会"杀死"益生菌，两者同服时至少应该间隔2小时以上。

（3）有些益生菌类制剂需要冷藏（2～8℃）保存，储藏时应当放置于冰箱的冷藏室内。

（4）腹泻时，服用蒙脱石散会对益生菌产生物理吸附作用，从而影响人体对于益生菌的吸收，间隔服用比较妥当。

（5）以上注意点因不同的益生菌类制剂的品种种类、理化性质、制备工艺的不同而不同，在服用之前务必仔细阅读说明书。

▶ 口服胶囊剂，谨防引起胃部不适

通常情况，胶囊所载的药物一般对于食道和胃黏膜都会有一定的刺激性，如果服用方法不准确，就有可能诱发胃部不适。所以，应该用准确的方法来服用胶囊，做到以下几点：

（1）服用胶囊时应站立，服药后不要立即躺下。

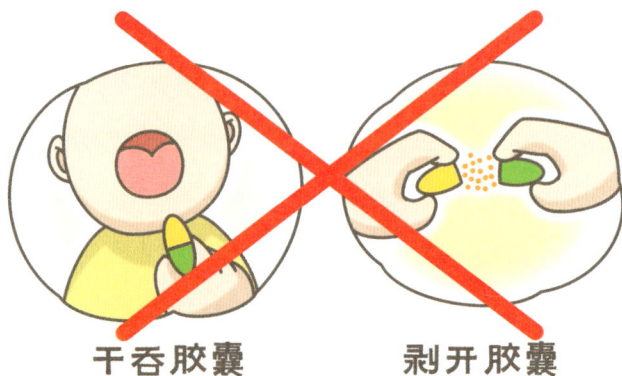

干吞胶囊　　　剥开胶囊

（2）服用胶囊宜采用温水送服，且水温一般不宜超过40℃。

（3）服用时千万不要干吞或者剥开胶囊。

▶ 不能与酒同服的10类药物

谨记以下10种药物不能与酒同服：

（1）抗菌药物。如头孢菌素类（头孢哌酮、头孢曲松、头孢西丁、头孢呋辛等）、甲硝唑等。

服用这些药的同时喝酒可引起胸闷、气短、喉头水肿、四肢乏力、面部潮红、头痛、恶心等"双硫仑样反应"，是由于药物抑制人体内的乙醛脱氢酶，导致乙醇代谢受阻产生体内蓄积所致。

（2）镇痛药。如阿司匹林、布洛芬、保泰松、塞来昔布等。

这些药有抑制乙醛氧化酶的作用，同样会使乙醇蓄积，引起头痛、恶心、呕吐等不适症状。

（3）抗凝药。如华法林等。

药酒同服可以抑制该药的代谢，从而加大不良反应，甚至导致出血。

（4）抗癫痫药。如苯妥英钠等。

乙醇可诱导苯妥英钠在肝脏的代谢，长期饮酒可加快苯妥英钠代谢的速度，使其血药浓度下降，降低药效，从而导致癫痫发作。

（5）抗精神病药。如氯丙嗪、利培酮等。

这类药与酒精合用可增加中枢神经系统的抑制作用，产生毒性。

（6）镇静催眠药。如巴比妥类、地西泮、劳拉西泮等。

在服用镇静催眠药物时饮酒可进一步地加深药物的中枢抑制作用，使人反应迟钝、导致昏睡，甚至昏迷不醒。甚至死亡。

（7）抗抑郁药。如阿米替林、米氮平等。

乙醇可以干扰抗抑郁药物经肝脏的代谢，从而增加药物的血药浓度，加重对中枢神经系统的抑制作用及损伤运动功能。

（8）降糖药。如氯磺丙脲、格列吡嗪、二甲双胍等。

药酒同服会导致血糖紊乱。

（9）降压药或抗心绞痛药。如硝苯地平、硝酸异山梨酯、硝酸甘油、肼苯达嗪等。

乙醇有舒张血管的作用，如此类药物同服，其舒张血管的作用进一步增加可能会出现血压急剧下降，从而导致低血压。

（10）抗过敏药。如扑尔敏、苯海拉明、西替利嗪、氯雷他定等。

如在服用药物前后喝酒，会加剧其中枢抑制作用，严重者会出现呼吸抑制、血压骤降等。

▶ 不能与茶水同服的药物

铁剂、黄连素在服用时，不宜饮茶或用茶水送服。因为茶水中约含有10%的鞣质成分，在体内被分解成鞣酸可以与铁离子形成不溶性的沉淀而影响铁剂的吸收，在影响药效的同时还会刺激胃肠道，引起腹痛或便秘。

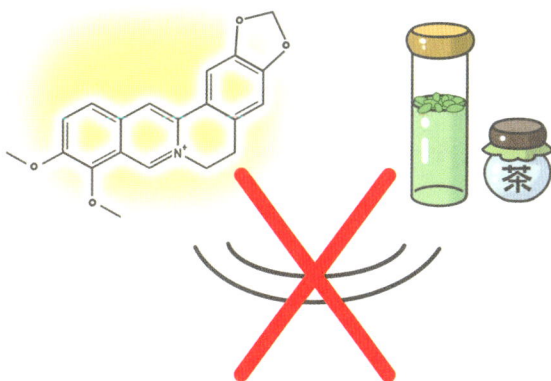

而鞣酸还可沉淀黄连素中的生物碱，从而降低药效。一般认为，在服用黄连素前后 2 小时不能饮茶。

▶ 不能与葡萄柚汁同服的药物

甲磺酸双氢麦角碱、舍曲林、一些降压药物（如氨氯地平、非洛地平、贝尼地平、硝苯地平等）、伊曲康唑等不宜与葡萄柚汁同服。

事实上，葡萄柚汁对于重要的药物代谢酶 CYP3A4 酶有抑制作用，可抑制这种酶介导的药物代谢过程。一旦同服葡萄柚汁，会出现以下问题：

（1）使得甲磺酸双氢麦角碱的中毒（包括恶心、呕吐、缺血性血管痉挛等）风险增加。

（2）使得舍曲林的血药浓度升高，副作用风险增加。

（3）使降压药的血药浓度升高，从而引起低血压等严重不良反应。

（4）降低伊曲康唑的口服生物利用度，减弱其抗真菌的作用。

▶ 不能与酸性水果同服的药物

苹果、猕猴桃、山楂、葡萄、梨、橘子（含橙子、柚子、金橘）、柠檬、乌梅、橄榄等水果，含有大量有机酸，不宜与碱性药物药物同服，请注意：

（1）如与碳酸氢钠、复方氢氧化铝等碱性药物同服，会导致疗效降低，加大不良反应。

（2）酸性环境中磺胺类药物容易产生结晶并形成结石，如与酸性水果同服同样

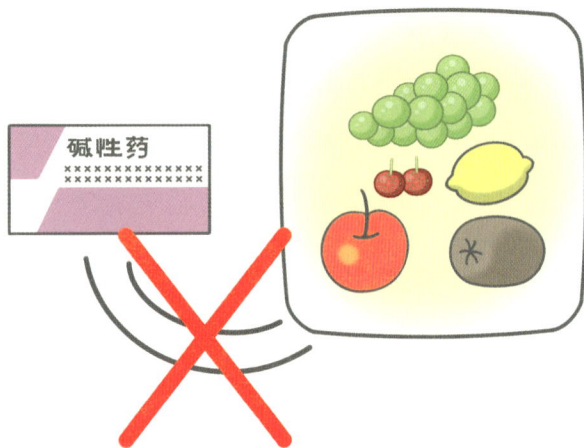

会降低药物疗效。

（3）特殊情况下，至少间隔 2 小时同服，或有可能规避不良反应。

▶ 不能与钙剂同服的食物

钙剂不宜与富含纤维素（如菠菜、茭白、竹笋）、咖啡因（如咖啡、可乐）的食物同服。纤维素可与钙离子形成不易吸收的化合物，从而阻碍钙的吸收，而咖啡因可抑制钙的吸收并促进其经尿液的排泄。

▶ 不能与牛奶同服的药物

阿仑膦酸钠、止泻药、枸橼酸铋钾、四环素等不宜与牛奶同服。

（1）含高钙的牛奶可以使双膦酸盐的吸收下降。

（2）牛奶不仅会降低止泻药的药效，其含有的乳糖还有可能会加重腹泻症状。

（3）牛奶中的蛋白质易与枸橼酸铋钾的铋离子形成络合物，降低其药效。

（4）牛奶中的钙离子还可与四环素结合，从而影响四环素的吸收。

▶ 不能与槟榔、苦瓜同服的药物

盐酸金刚烷胺、氟哌啶醇不宜与槟榔同服。因为槟榔的拟胆碱作用可与金刚烷胺的抗胆碱作用相拮抗，从而降低其药效。而槟榔的胆碱能活性可以加强氟哌啶醇的椎体外系不良反应。

降糖药物那格列奈、吡格列酮不宜与苦瓜同服。事实上，苦瓜有一定的降糖作用，在与那格列奈、吡格列酮合用时，会增加低血糖的风险。

▶ 服药期间抽烟，小心"毒上加毒"

香烟中含有的生物碱，如尼古丁及可以诱导细胞色素酶的多环芳烃类化合物等，会影响多种药物的吸收与代谢，改变药效或加重药物的不良反应，危害患者的健康。尤其是以下这些药物：

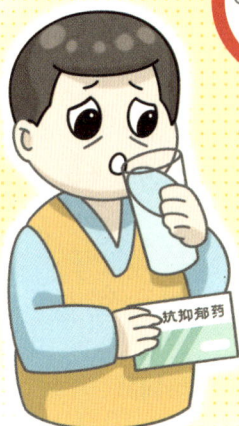

（1）呼吸系统用药：如 β_2 受体激动剂、糖皮质激素、茶碱类药物、白三烯受体拮抗剂等。

（2）心血管药物：β 受体阻滞剂、华法林等。

（3）抗精神病类药物：与非吸烟者相比，吸烟者体内的氯丙嗪、氟哌啶醇、氯氮平、奥氮平的清除率都会增加，血药浓度会降低，药效会下降。

（4）抑酸药物：如西咪替丁、雷尼替丁、奥美拉唑等。

（5）解热镇痛药：如阿司匹林、对乙酰氨基酚等。

（6）避孕药物：吸烟或大量吸入二手烟会促使体内儿茶酚胺的释放，增加血小板的黏附性，大大增加心梗的发生风险，加大了避孕药物的不良反应。此外，还会使避孕药疗效降低，造成避孕失败。

除此以外，抗结核药、抗肿瘤药、抗抑郁药、麻醉镇痛药等药物的代谢、吸收都会在吸烟时受到影响。

因而在用药期间，千万不要抽烟！

▶ 用药期间能否注射疫苗，以下4点要注意

（1）免疫抑制剂：如泼尼松，这类药物可降低人体对于疫苗的免疫应答。

（2）抗菌药物。一般地说抗菌药物对于免疫应答反应没有很大的影响，但是 Ty21a 伤寒疫苗除外。抗菌药物应在最后一剂 Ty21a 注射后的 1 周才开始或恢复使用。

（3）抗病毒药物。抗病毒药物同样可能会降低疫苗的免疫效应，尤其是流感疫苗。一般应至少在停用抗病毒药物 48 小时后才可以接种疫苗，或者在接种疫苗后的

14 天后再使用抗病毒药物。

（4）血液制品。如免疫球蛋白可以抑制麻疹、风疹疫苗的免疫反应，时间长得甚至会超过 3 个月。除了 Ty21a 伤寒、黄热病、LAIV、带状疱疹和轮状病毒疫苗外，其他疫苗的接种都应当延期直至抗体降解几近完成之后。

▶ 乱吃"护肝片"，反而会伤肝

护肝片大多数是中成药，其所含的中药成分虽有保肝作用，但也存在一些不确定的肝肾毒性。

据统计，20% 以上的药物性肝损伤是由中药引起的，既包括饮片，也包括中成药。比如护肝片中的柴胡就存在着一定的毒性，甚至有诱发肝脏毒性的可能。因此，服用护肝片需慎重，且不宜长期、超剂量服用。

▶ 哪些药会引起"药源性帕金森病"

任何能够干扰多巴胺传递的药物都有可能引起药源性帕金森综合征，以静止性震颤、动作迟缓、肌肉强直和姿势平衡障碍为主要特征。

常见药物包括：氯丙嗪、奋乃静、氟哌啶醇、利培酮、奥氮平、甲氧氯普胺、多潘立酮、丙戊酸钠、利血平、桂利嗪与氟桂利嗪等。

▶ 可能会引起血糖紊乱的 10 类药物

（1）激素类药物，如糖皮质激素、生长激素、生长抑素等。

（2）氟喹诺酮类抗菌药物，如加替沙星等。

（3）抗精神病药物，如氯氮平、奥氮平、利培酮、喹硫平、氯丙嗪、氟哌啶醇等。

（4）免疫抑制剂，如环孢素、他克莫司。

（5）β 受体阻滞剂，如普萘洛尔、美托洛尔等。

（6）β 肾上腺素受体激动剂，如沙丁胺醇等。

（7）利尿剂，如氢氯噻嗪等。

（8）降脂药物，如烟酸等。

（9）抗肿瘤药物，如顺铂、环磷酰胺等。

（10）蛋白酶抑制剂，如奈非那韦、沙奎邦韦、茚地那韦等。

此外，还有一些常用的药物，如异烟肼、利福平、胺碘酮、甲状腺激素、避孕药、阿司匹林等，同样可能会引起血糖的紊乱。

长期使用这些药物时有必要监测血糖。

▶ 这些药物容易引起药疹

药物引起皮疹的现象被称为药疹。药疹起病突然，皮肤发红、瘙痒，从面部开始依次发展至上肢、躯干和下肢，常伴有发热、全身不适等症状。一般情况患者会有用药史，停药后皮疹一般会逐渐消退，但严重者甚至可能危及生命。

引起药疹的药物种类有很多，常见的有以下几种：

（1）解热镇痛药，如阿司匹林、塞来昔布。

（2）β-内酰胺类抗菌药物，如青霉素、头孢菌素类。

青霉素的注射可引起药疹，一般停药后症状逐渐消失，严重者可发生低血压或过敏性休克，所以临床在使用青霉素前都要求进行皮试。

（3）磺胺类抗菌药物，如复方磺胺甲恶唑、磺胺嘧啶银等。

（4）镇静安眠药及抗癫痫药，如苯巴比妥片、苯妥英钠、地西泮、水合氯醛、奋乃静等。

（5）异常血清及疫苗，如破伤风抗毒素（TAT）、流感疫苗、狂犬病疫苗、蛇毒免疫血清等。

（6）中草药，如葛根、板蓝根、

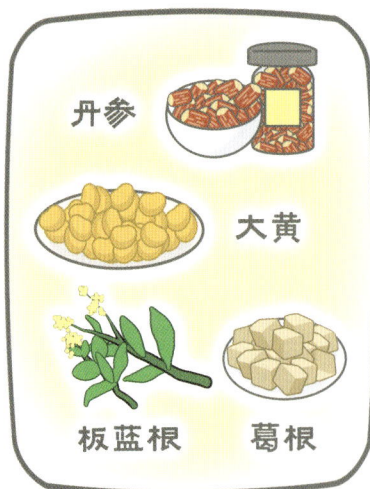

丹参

大黄

板蓝根

葛根

可能引起药疹

天花粉、丹参、益母草、青蒿、大黄、蓖麻子等。中成药，如六神丸、牛黄解毒片、云南白药等。

治疗药疹的方法包括停用可疑致敏的药物，多饮水或快速输液促进体内药物的排泄。轻症者给予抗过敏药物，重症者需要加用糖皮质激素。

▶ 会影响肠道菌群平衡的药物

抗菌药物在使病原性微生物被杀灭或抑制的同时也会影响到肠道的正常菌群，而对非致病菌的影响程度则取决于其抗菌谱、给药途径及胃肠道内的药物浓度。

除此之外，常用的非甾体抗炎药，如吲哚美辛、对乙酰氨基酚等；糖皮质激素，如泼尼松、可的松等；质子泵抑制剂，如奥美拉唑、泮托拉唑等药物也会显著影响肠道菌群的平衡。

清热解毒类的中药能够抑制病原性微生物尤其是肠道有害菌的生长，例如黄连，但该类药物性味苦寒，长期服用会损伤脾胃，从而导致肠道菌群失调之弊果。

所以，为了减少对肠道菌群的伤害，务必合理使用药物。

▶ 注意用药引起的"便秘"

药源性便秘是指因服用药物而导致排便次数减少，或排便不畅、费力困难、粪便干结且量少，老年人更加常见。

容易引起的便秘的药物有：非甾体抗炎药，如阿司匹林、吲哚美辛、双氯芬酸钠、布洛芬、塞来昔布等。抗胆碱能药，如阿托品、山莨菪碱、颠茄等。抗高血压药，如硝苯地平、维拉帕米等。麻醉镇痛药，如吗啡、芬太尼、哌替啶等。抗精神病、抗抑郁药及抗焦虑药，如氯丙嗪、奋

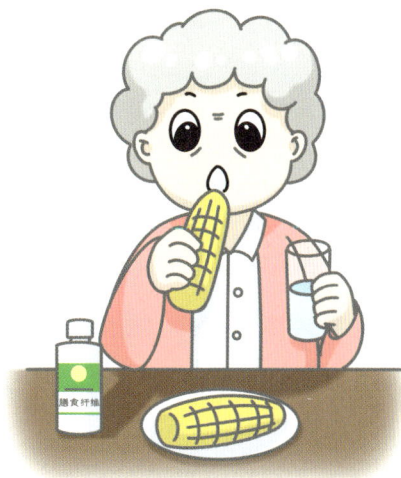

乃静、氯氮平等。刺激性泻剂，如开塞露、大黄、番泻叶等。

我们可以从以下几方面来预防药源性便秘：

（1）多喝水，建议每天喝 1 500 ～ 2 500 毫升水，充分保障新陈代谢。

（2）摄入膳食纤维，增加胃肠道的蠕动，加快排便的速度。

（3）适当运动，促进胃肠道的蠕动，起到帮助排便的效果。

（4）养成良好的日常排便习惯。

▶ 容易伤胃的药物

许多药物会直接或间接地损伤胃黏膜，引发胃部炎症或溃疡。

（1）非甾体抗炎药：不少人在出现发热或者疼痛时，常会服用对乙酰氨基酚、布洛芬等非甾体抗炎药，但如果长期大剂量服用，一方面会直接刺激胃肠，另一方面会使前列环素、前列腺素等具有胃黏膜保护作用的激素分泌减少，从而损伤胃黏膜。

（2）糖皮质激素：如强的松、地塞米松、可的松等。这类药物有减少黏液分泌及促进胃酸和胃蛋白酶分泌的作用，从而造成胃黏膜的损伤，长期使用可诱发消化性溃疡或可能使既往有溃疡病史的患者病情加重。

（3）中药：中药并非没有副作用或者副作用远小于西药，事实上中药存在"说不清道不明"的问题，长期服用可能会产生不良反应。"伤胃""伤肝""伤肾"都是有可能的。

▶ 容易伤肠的药物

果导片和含大黄、芦荟等成分的接触性泻药，反复使用会扰乱支配肠蠕动的神经，令肠道蠕动的速度减缓，让它"变懒"。并且，这类缓泻药大多含有蒽菎成分，如果长期服用会沉积在肠黏膜，导致黏膜变黑，出现"黑变病"。

止咳药物可待因、复方甘草片等可能会抑制肠神经及排便中枢，影响排便反射，让便意减弱，引起便秘。

地西泮等镇静催眠药也会直接抑制肠道胆碱能神经，减缓肠道蠕动。

谨记：有些药物长期服用会"伤肠"。

▶ 容易伤肝的药物

中药在容易引起药物性肝损伤的药品中占据首位，是最常见的肝损致病因素。譬如，骨关节炎患者常服用的仙灵骨葆，其所含的淫羊藿及补骨脂就有诱发药源性肝损伤的风险。还有一些患者听信偏方，会用土三七泡酒来消肿止痛，但它所含的生物碱毒性很大，使用不当可能出现不可逆转的肝损伤，甚至引起肝衰竭导致死亡。

另外，用药过量也是引起肝损伤的另一大因素。譬如，对乙酰氨基酚在很多不同商品名的感冒药、止痛药、退热药复方制剂中都会含有，稍不注意就会重复服用。事实上，对乙酰氨基酚每日的摄入量不宜超过 2 克。

▶ 容易伤肾的药物

常见的氟喹诺酮类抗菌药物如诺氟沙星、环丙沙星、左氧氟沙星等，一旦使用剂量过大，可能会引起血尿、间质性肾炎，严重的会导致急性肾功能衰竭。

一些磺胺类抗菌药物如复方新诺明等，服用后容易产生结晶盐而引起梗阻性肾病，出现血尿、肾绞痛，甚至导致急性肾衰，在服用这类药物时不可以与酸性药物，如维生素 C 同服，并应该多饮水，或服用碳酸氢钠（小苏打）片来碱化尿液，以减少药物对于肾脏的损害。

此外，氢氯噻嗪、呋塞米等具有降压作用的利尿剂，均有潜在的肾毒性。如果擅自更改用量，则有造成肾脏损害的可能。

还有，长期服用二甲双胍的糖尿病患者在做增强 CT 前 3 天应该停药，以免造成肾损伤。

▶ 手术前需要停用的 10 类药物

（1）降压药。ACEI 类（"普利类"）与 ARB 类（"沙坦类"）降压药可能导致手术患者出现低血压。

（2）胺碘酮。此药可诱发进行性的心动过缓，并会导致消除半衰期（血浆中药物浓度下降一半所需时间）延长，应在术前尽早停药。

（3）排钾利尿药。如速尿或氢氯噻嗪等，可以引起低血钾与血容量的不足，从而增加心律失常的风险，且低血钾还会增加手术中所用的肌松药物的药效，应该在术前停药。

（4）烟酸类降血脂药。烟酸、胆汁螯合剂、依泽麦布等降血脂药物可干扰术前必须使用的药物在肠道内的吸收，一般建议术前1天停药。

（5）抗血小板药物。阿司匹林和氯吡格雷等，需要在术前1～2周停药。

（6）抗凝药物。华法林应在术前4～5天停药。而肝素的半衰期较短，一般术前4～5小时停药。

（7）口服降糖药。口服降糖药物患者在术前1天，或手术当天早晨停药较安全。二甲双胍在做增强CT之前的3天也应停药，否则会加大患者的肾脏负担。

（8）中枢神经系统药物。单胺氧化酶抑制剂会引起麻醉期的血压升高，哌替啶等药物与其合用会导致呼吸抑制，建议术前2～3周停药。

（9）抗癫痫药。该多为肝药酶诱导剂，麻醉前，应适当的调整剂量，但可以使用至术前。

（10）中草药。中草药组分较为复杂，可能会与麻醉药物产生相互的作用，引起血液凝固等异常情况，建议术前2周左右停药。

此外，手术前不需要停用的药物包括：β受体阻滞剂，如倍他乐克；强心苷类药物，如地高辛；治疗甲亢的药物，如丙基硫氧嘧啶、甲巯咪唑等。

▶ 吃海鲜时喝茶，会上吐下泻！务必注意这些

海鲜中富含蛋白质和钙质，而茶水中则富含鞣酸，海鲜就茶可能会导致蛋白质凝结，鞣酸还会与钙离子结合成不溶性的钙盐，从而导致呕吐、腹痛、腹泻等"上吐下泻"的情况。

事实上，吃海鲜务必注意以下5点：

（1）海鲜中有副溶血性弧菌等病菌，还可能有寄生虫卵以及加工所带来的病原性微生物，它们耐热性比较强，80℃以上才能被杀灭。因此，一般需要在沸水中至少煮4～5分钟。海鲜务必煮熟！

（2）海鲜性偏寒，脾胃虚弱、体寒的人应少吃，且尽量避免与寒性的水果，如西瓜等同时吃。

（3）吃海鲜时应尽量避免同时喝浓茶、喝烈酒、吃冷饮，以免刺激肠胃。

避免同时

（4）出于保护胃肠道的考虑，吃完海鲜后不要马上游泳。

（5）甲状腺功能亢进者应少吃海鲜，因为海鲜的含碘量较高，可能会加重病情。

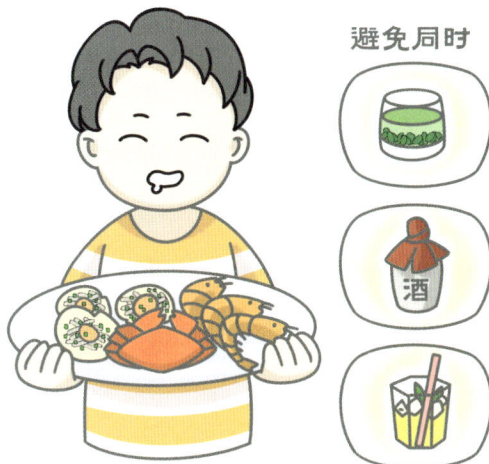

▶ 使用爽身粉，适量、规范是首要

含有滑石粉成分的爽身粉，如果不含任何石棉成分，并且重金属离子的含量符合相关要求，且在短期使用的情况下，被认为是安全的。但如果长期使用则需要慎之又慎，因为可能会存在一些不良反应，甚至会增加女性罹患卵巢癌的概率。因此，使用爽身粉时应注意：

（1）妇女一定要使用正规企业的合格产品，并且尽量避免在会阴处和大腿根部涂抹，以避免爽身粉颗粒进入体内而附着在卵巢上引发癌症。

（2）使用爽身粉的婴幼儿，应注意避免爽身粉被吸入体内进入肺部。

（3）爽身粉可能堵塞皮肤毛孔，在出汗后引起板结，进而引发皮肤糜烂或皮疹，因而应避免用量过多或长期使用，尤其是小孩子。

▶ 不宜选用胃动力药物的情况

目前临床上常见的胃动力药有甲氧氯普胺、多潘立酮、西沙必利、莫沙必利、伊托必利等。与进餐相关的功能性消化不良可首选胃动力药，用药后会明显改善与进餐相关的不适症状，如上腹饱胀、早饱等。

然而，对于器质性消化不良的患者而言，服用胃动力药反而会掩盖病情，例如肠梗阻也可能会引起腹胀、恶心、呕吐等，此时不宜选用胃动力药。

事实上，出现症状及时就医才是"上上之选"！

▶ 减肥药的"六宗罪"

（1）嗜睡。服用含有盐酸苯丙醇胺成分的减肥药，减肥者会出现嗜睡的症状，总觉得没有力气，同时还会有多尿症状。此外，长期服用这种减肥药，会诱发女性发生卒中等严重的问题。

（2）呕吐、腹泻。滥用含有泻药的减肥药，会出现腹痛。事实上，不管是含有何种导泻剂，只要服用不当，轻者会出现腹痛、恶心、呕吐、腹泻的症状，严重者还会出现女性心烦意乱、月经不调、脱水等症状。

根本睡不着

减肥药

（3）肝损害。某些减肥药中含有醋禄锭的成分。该成分具有降血糖的作用。服用后，可能会对肝脏有所损伤。

（4）低血压。含有利尿剂的减肥药，会使减肥者排尿次数增加，出现低血压的症状。

（5）心悸。心悸、心慌、眩晕，都是服用含有麻黄素成分的减肥药之后常出现的症状。

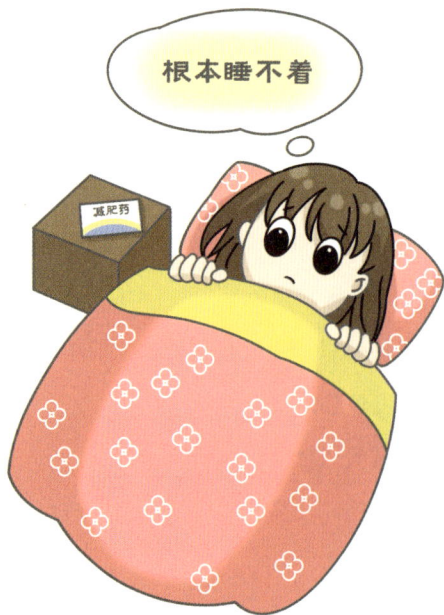

（6）失眠。很多人在吃了减肥药以后，会出现明显的兴奋状态。这多数是由于减肥药中含有安非他命，这种成分会使人出现幻想、情绪不稳定、睡眠障碍等。

谨记，千万不能滥用减肥药物！

▶ 服用中药期间，要管住嘴

中医中药，历来强调饮食对于药效的影响，在服用期间要注意饮食禁忌，强调忌食生冷、油腻、不易消化的食物。另外，还有服用含有人参、党参的中药时应忌萝卜、绿豆、茶叶等。服含薄荷的中药时应忌龟鳖肉等。

值得一提的是，孕妇应严格遵循禁忌及慎用的原则，禁用含有毒性成分、药性峻烈、破血逐瘀及通经滑利类的中药。

▶ 咖啡真的会致癌吗

美国加州要求某著名咖啡馆在其出售的咖啡制品上粘贴癌症警示标签，咖啡致癌的言论就此蔓延开来。

需要贴上癌症警示标签，其缘由是由于在咖啡的加工过程中会产生一种叫"丙烯酰胺"的化学物质。但事实上，丙烯酰胺是否会致癌，应该考虑人们接触到它的剂量。据统计，一个人一天至少要喝10千克的咖啡，大概20杯咖啡才有致癌的可能，而且还是一个长期的习惯性行为。这不太切合实际吧！

也就是说，对于功效和毒性，离开剂量泛泛而谈是毫无意义的，食物如此，药物亦然。

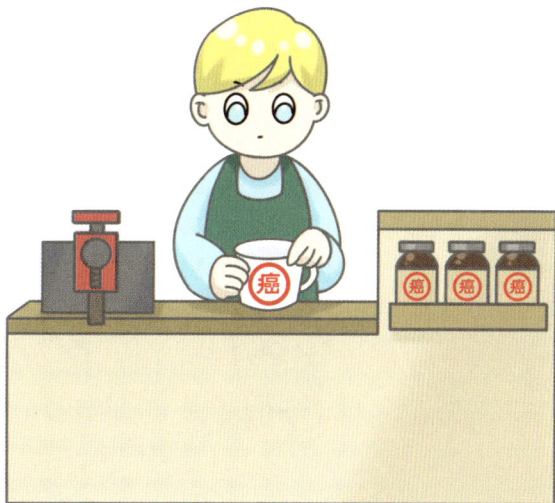

智者不信谣！

▶ 手术麻醉会影响智力吗

　　手术麻醉是基于减轻患者痛苦、消除心理恐惧等目的。在手术中给予患者麻醉类药物，令其痛觉反应减少直至意识丧失，最终使手术能够顺利开展。而全麻是最常用的手术麻醉方式，可使患者在一段时间内意识和感觉完全消失，毫无痛苦。

　　全麻药物作用于中枢神经系统，产生相应的麻醉作用，其麻醉过程其实就是对中枢神经系统，即大脑的抑制过程。但是，由于这些药物在很短的时间内就会被分解、代谢，进而排出体外，所以规范的麻醉过程是可控和暂时的，并不会改变脑细胞的功能结构，而且随着药物的代谢和清除，其麻醉作用也会随之消失，不会产生持续的后续影响。

　　因此，关于全身麻醉后记忆力会受到影响、脑子会变笨的说法是没有任何科学依据的！智者不信谣！

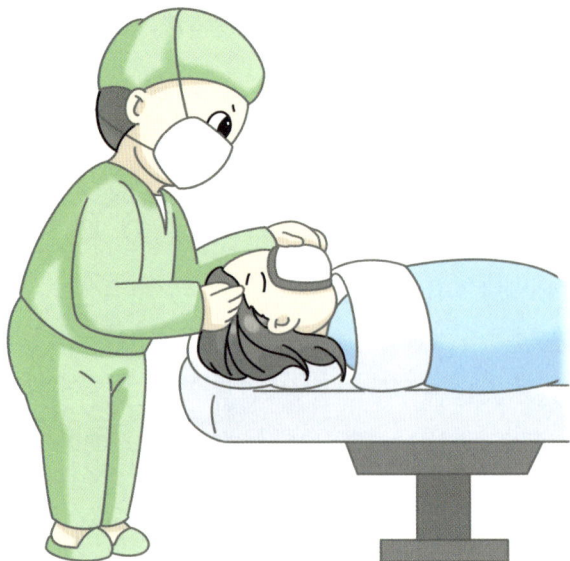

用药宝典

——合理用药 36 计

刚过期的药品还能使用吗

送服药物用什么液体

"胶囊宝宝"是用什么"炼成"的

疫苗小知识

药品都能放冰箱保存吗

……

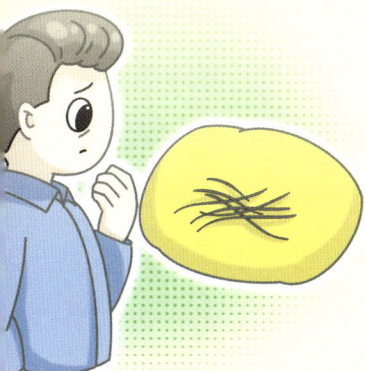

　　药物是非常特殊的商品，不仅能治病，也能"致病"。事实上，大部分人缺乏对药物性质的全面深入了解，再加上受到广告、传媒等误导，用药误区、重复用药，甚至滥用药物现象比比皆是，药源性疾病纷至沓来，直接威胁患者的身体健康，给个人和社会带来很大的经济损失。所以说合理用药教育是公众健康教育的重要内容之一，加强合理用药宣传，帮助群众掌握基本的用药知识，降低药源性疾病的发生率，是当代药师的责任。

　　我们以现代的、系统的、综合性的医学、药学和管理学知识来撰写本书，力求使药物符合安全、有效、经济三大目标。我们也会用科学的思维去展开问题，换位思考、总结经验、提炼精髓，并用通俗易懂的语言来表达，一味追求"高大上"不恰当，而从实际出发，"接地气"地去分析人们在日常生活中碰到的一个个用药小问题和药物使用小麻烦，剖析原因，解疑释惑，满足公众的实际需求，帮助大家会吃药、吃好药、合理安全用药。

▶ "家庭小药箱"的私房小秘诀

（1）根据家庭成员备药：

1）上有老：准备急救药品，如硝酸甘油片（棕色瓶子保存，注意防潮），麝香保心丸（在瓶口套个塑料袋，避免成分挥发而使药效降低，避免"串味"）等。

2）下有小：备一些退热（38.5℃以上才能用药，避免联合用药、重复用药）、止咳（并非一出现咳嗽就要用药）、调节肠胃的药品（看看是否需要冷藏，如"培菲康"胶囊）。

3）有哮喘患者的：可以备化痰平喘的药品（联合使用抗菌药物时要格外小心）。

4）有慢性病患者：准备相应的药品，如降压药、降糖药等（非常有必要使用一些能够起到提示是否已经服药的小装置）。

（2）根据季节备药：

1）春季：抗过敏药品（注意嗜睡的不良反应）。

2）夏季：防暑、防蚊虫叮咬的药品（人丹、风油精等）。

3）秋季：止泻药（并非一发生腹泻就要服药）。

4）冬季：哮喘，心血管疾病患者相应的心血管药物（注意是饭前、饭中，还是饭后服药）。

除此之外，家里也可以常备一些外伤消毒的药品和耗材。（如碘伏棉签，最好是单支独立包装的）。

▶ 刚过期的药品还能使用吗

坚决不能！因为由于光线、温度、湿度等因素的影响，随着时间的推移，药品的成分会发生改变，理化性质不稳定，药物的这些变化有些是肉眼可见的，有些则是肉眼看不见的。事实上，超过有效期的药物存在安全隐患，会出现药效降低和不良反应加大的可能，且无论过期多久的药物都会存在隐患。

务必注意：安全合理用药！

▶ 药物干燥剂，开封后如何处理

药瓶开封服用后应当及时拧紧盖子，避光放置。如果药瓶中塞有棉花、纸张等，应在开封后扔掉。药瓶中自带的干燥剂则不要马上丢弃，保持干燥还是有必要的，可以保留到药品大部分服用完毕时才丢弃，但一旦硅胶包吸湿严重（如增重较大、明显残留水分等），则应及时丢弃。

▶ 人在旅途，备药很重要

建议在出发前，旅行者可以准备好一个小药箱，备一些晕车药、抗感冒药、退热药、抗过敏药、外伤用药、胃肠道用药、安眠药等，以应对旅途中出现的各种意外病情。

（1）预防旅行中出现晕车、晕船。常用的晕车药有茶苯海明（晕海宁）、晕车贴等。

（2）缓解旅途中可能因感冒、发热而引起的各种不适。常用药物有酚麻美敏（泰诺）、布洛芬（芬必得）、对乙酰氨基酚（日夜百服宁）等。

（3）防止旅途中的过敏反应。常用的抗过敏药物有氯雷他定（开瑞坦）、阿司咪唑（息斯敏）、西替利嗪等。

（4）预防旅行时发生碰撞、跌倒等意外而出现外伤。常用的有创可贴、苯扎溴铵、云南白药等。

（5）人在旅途，由于气候、食物、水土等因素的影响，往往容易引发胃肠道疾病，可预备蒙脱石散、黄连素、口服补液盐、整肠生等。也可预备多酶片，多潘立酮等用于消化不良，预备得舒特等防止胃肠道痉挛疼痛，预备胃复安用于恶心、呕吐等。

（6）预防旅行中的失眠，可以准备一些安眠药，如安定片（地西泮）、佳静安定（阿普唑仑）、佐匹克隆、思诺思（唑吡坦）等。

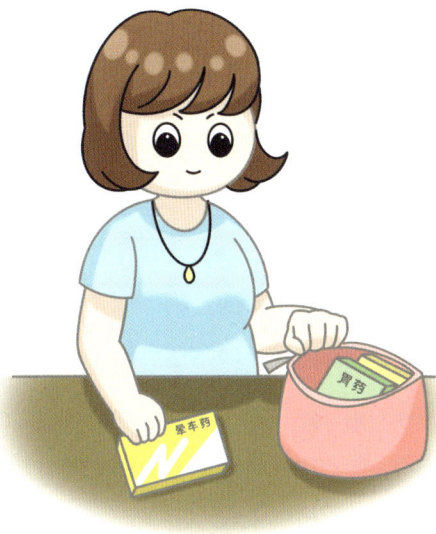

▶ 送服药物用什么液体

在服用药物时，需要用温开水来送服，水温最好控制在40℃左右。千万不能自说自话地"干吞"药物，也不宜用果汁、牛奶、酒精、茶、咖啡或苏打水等饮料来送服药物，否则可能会引起药物的活性、吸收、代谢、分布和排泄的诸多变化，进而影响药效和加大不良反应的发生和发展。

对于治疗浓度窗口窄的药物（即安全剂量与中毒剂量较为接近的药物），送服时需要格外谨慎，如果随意地选用饮料，会引起药物体内血药浓度的大幅度波动，药效降低，甚至诱发毒性反应。

▶ 补钙时，千万不要同服这些食物，尤其是咖啡

在补钙的同时，应当注意合理的饮食结构，事实上钙剂不宜与富含纤维素、草酸、脂肪酸、咖啡因等成分的食物同服。

（1）富含纤维素的食物，如米、玉米、大麦、小麦、燕麦等。纤维素不但可以吸附钙离子，其糖醛酸残基还可以与钙离子结合，从而减少钙质吸收。

（2）富含草酸的食物，有菠菜、苋菜、竹笋、茭白、洋葱、雪菜、蕹菜、毛豆等。草酸可以与胃肠道中的钙离子络合形成不溶性的草酸钙，即使在胃酸中也难以分解，进而降低钙质吸收。

（3）富含油脂的食物在体内可分解成为脂肪酸，而脂肪酸可以与钙离子结合形成不溶性的皂化物，并随粪便排出，从而导致钙质吸收减少。

（4）咖啡因具有收缩血管的作用，从而导致尿量增加，以至于同时经尿排出的钙量也会同步增加，体内的钙平衡有可能被打破，引起钙质流失。

▶ 症状消失要即时停药吗

慢性病治疗，症状消失不能停药！但在对症治疗时，症状消失则可以停药。

事实上，疾病有慢性病和急性发作之分，药物的治疗也有治标和治本的区别。在用药时，药物的持续治疗时间不尽相同，疗程当然也会或长或短。谨记：并不是所有的药物都能在症状缓解后马上停掉的。

慢性疾病需要长期坚持服药。用于控制症状的药物如退热药、泻药等在症状消失后，可以考虑停药。病情复杂，病因难以祛除的疾病，需要规律、足疗程、适量地用药，以防止病情反复、复发及产生耐药性。

症状缓解并不一定代表已经完全治愈，私降药物和随意停药是不可取的！

▶ 一头乌发，值得你拥有

　　脱发是皮肤科较为常见的疾病，其中以雄性激素性脱发最为普遍，此外还有斑秃、牵拉性脱发、感染性脱发等。

　　雄性激素性脱发可以采用口服或者外用药物来加以治疗，但治疗时需要注意男女患者是有区别的：非那雄胺、度他雄胺可用于男性的雄性激素性脱发的治疗。螺内酯、环丙孕酮可用于女性的雄性激素性脱发，环丙孕酮尤其是对于并发痤疮和多毛的女性患者效果尤佳。目前用于治疗脱发的米诺地尔类外用制剂为5%与2%两种浓度，一般男性推荐使用5%的米诺地尔，而女性则推荐使用2%的制剂。

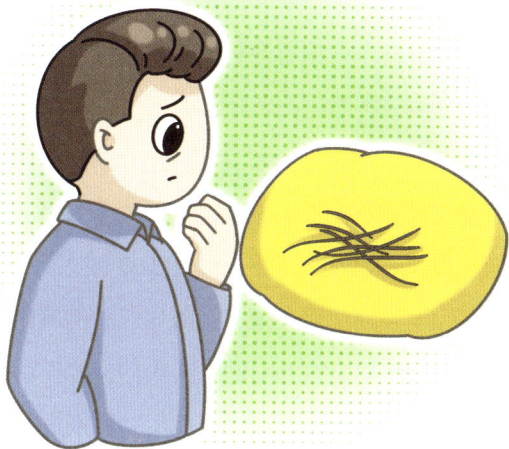

　　斑秃患者可以采用糖皮质激素进行治疗，临床上常用的包括卤米松、糠酸莫米松及丙酸氯倍他索等激素类搽剂、乳膏或者凝胶。

　　对于需要生发、乌发的患者，中药治疗是非常值得考虑的。常见的生发、乌发的中药有何首乌、甘草、黄芪、枸杞子、人参、侧柏叶、女贞子等。但同样需要关注中药的不良反应，例如何首乌就存在肝损伤的潜在风险，不能长时间、大剂量使用。

　　此外，生活方式与饮食习惯的改变往往能够起到事半功倍的效果，有助于头发的健康生长和重新着色。

▶ 这些药长期吃，切记注意外源性补充

　　（1）高血压患者长期服用依那普利、卡托普利等降压药，可能会导致锌元素的缺乏，造成伤口愈合缓慢，引发男性前列腺疾病，导致脱发等症状。可通过食用含锌量

较高的食物来加以改善，如果缺锌较为严重则可采用药物补锌，如葡萄糖酸锌、蛋白锌等。

（2）长期服用利尿剂，如呋塞米、氢氯噻嗪等，会加速钾离子的流失而引起低血钾。可通过多食用富含钾离子的水果或食物进行补钾，严重者可以通过服用氯化钾、门冬氨酸钾镁等药物来补钾。

（3）高血脂患者长期服用他汀类药物可能会导致维生素 D 缺乏，引起骨骼肌肉系统疾病、心血管系统疾病、神经系统疾病、精神疾病等。可通过在户外多晒太阳、膳食摄入或者外源性补充维生素 D 补充剂来加以纠正。

（4）长期使用布洛芬、阿司匹林等解热镇痛药可能会成胃黏膜的损伤，从而导致胃溃疡或者胃出血并引起铁元素的流失，增加患者罹患贫血的风险。可通过膳食摄入含铁量较高的食物，严重者使用补铁剂进行治疗，如琥珀酸亚铁、乳酸亚铁等。

（5）糖尿病患者的高血糖状态与低胰岛素水平，可能会致体内的维生素 C 的摄取、吸收与转运发生障碍，而维生素 C 是促进胰岛素的分泌及提高组织对胰岛素敏感性的重要成分。可服用维生素 C 片或食用富含维生素 C 的食物与水果来加以应对。

▶ 补充维生素，要"刚刚好"，"多多益善"不可取

维生素是维持人体正常代谢及生理功能所需的重要营养物质。绝大部分人每日需要的维生素量不多，通过均衡的膳食摄入就已经足够了，并不需要额外补充。

一般而言，只有维生素缺乏并出现了相应症状的患者，才需通过服用药物来补充维生素，例如坏血病、脚气病、佝偻病患者等。

当自行购买保健品或药物时，需要关注维生素的成分，以免同时服用几种成分类似的保健品，长期重复用药而导致摄取过量。事实上，过量补充维生素，反而可能会诱发毒性反应。

▶ "胶囊宝宝"是用什么"炼成"的

现今的胶囊一般分为两种，即硬明胶与软明胶胶囊。硬胶囊可以用于粉末、液

体、半固体药物的填充，而软胶囊则一般用于液体和半固体的填充。《中国药典》规定，硬胶囊应在 30 分钟内崩解，软胶囊应在 1 小时内全部崩解。

经典的胶囊壳主要是由明胶制成的。事实上，明胶是由动物的皮、骨、筋腱中的胶原质经部分水解后提取而得到的蛋白质制品，属于天然的高分子多肽聚合物，85%～90% 为蛋白质，0.3%～2% 为矿物质，9%～12% 为水分。合格产品应不含任何非食用的添加剂，且在体内可以被消化。

近年来市场上出现了各种各样的明胶替代品，如羟丙基甲基纤维素（HPMC）、聚乙烯醇（PVA）、淀粉等材料。

▶ 疫苗小知识

疫苗是指用各类病原微生物制作的用于预防接种的生物制品。第一类疫苗是政府免费向公民提供，按规定应当接种的疫苗，如乙肝疫苗、卡介苗等。第二类疫苗是公民自费并自愿接种的疫苗，像流感疫苗、水痘疫苗、狂犬疫苗等。一类疫苗一定要接种，否则其所预防的乙肝、麻疹等疾病对孩子的健康存在巨大危险。

疫苗注射后产生不良反应的可能性是存在的，不过一般都是在注射后的 48 小时内产生轻微的红肿或者发热。事实上，对于一些身体基础水平较差的人或者儿童，如正在感冒或对蛋白质有过敏者，应当暂停注射。

某些特定疫苗的接种对象：百日咳疫苗仅能 6 岁以下的儿童接种；狂犬病疫苗一般为暴露后或者高度暴露风险的患者才需要接种；而麻疹疫苗应急预防接种的对象是 12 岁以下的儿童，不可盲目注射。

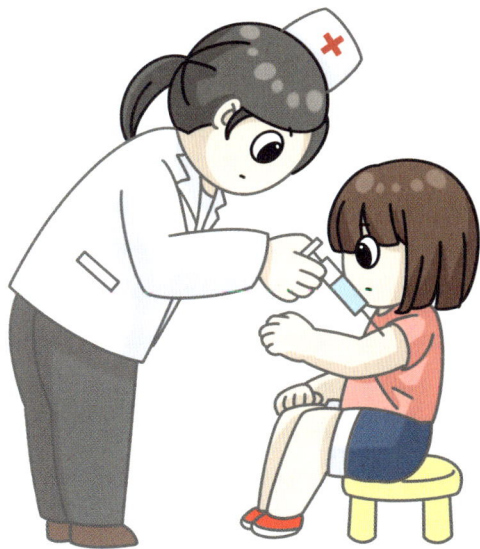

▶ 流感和流感疫苗的"干货"知识

流感，即流行性感冒，有别于普通的上呼吸道感染（感冒），是由流行性感冒病毒所引起的急性呼吸道传染病，传播途径简单且难以预防，发病率极高，是困扰人们的常见传染病之一。

流感疫苗是用来预防流行性感冒病毒所诱发的流行性感冒的，目前的流感疫苗是由流感病毒经灭活后制成的疫苗，由多种病毒所组成，当人体接触到疫苗所针对的流感病毒时就可以启动保护性免疫反应，从而"幸免于难"。但对于普通感冒，流感疫苗是没有作用的！

▶ 注射流感疫苗的4大问题

（1）在妊娠期接种流感疫苗是有益的，这样做既可以保护孕妇，又可以通过胎盘传送抗体以保护新生儿免于罹患流感。

（2）对于肝肾功能不全，血液病、神经系统疾病、神经肌肉功能障碍患者，患流感后出现重症的风险极高，应该优先接种流感疫苗。

（3）从未接种过流感疫苗的6月龄至8岁儿童，首次接种需2剂才能达到有效保护剂量，并且2次接种最好间隔4周以上才会产生最好的预防效果。

（4）最佳的流感疫苗接种时间是在每年的流感季节开始前。以我国为例，九十月份是最佳的接种时机，当然在其他时间段接种也是有预防效果的。

▶ 温度之于药品，理得清道得明的"好朋友"

药典中，药品的贮藏条件明确规定为阴凉处、凉暗处、冷处、常温4种。阴凉处温度要求不高于20℃；凉暗处指的是避光且温度不高于20℃；冷藏指温度控制在2～8℃；常温指的则是10～30℃。除另有规定外，一般如未规定具体的贮藏温度，则为常温贮存。

一般温度每升高10℃左右，药品降解的速率就会增加2～4倍，而药品的降解速率越快，有效期就会越短。一般地说，生物制剂如疫苗、干扰素、单克隆抗体、蛋白制品、血液制品、双歧杆菌、重组人生长激素等均需冷藏保存。对于含有挥发成分如酒精（比如藿香正气水）或含有挥发油的药品或药材（比如桃金娘胶囊）而言，温度过高会导致其有效成分的流失。对于温度特别敏感的剂型而言，如栓剂，则可能会软化，甚至融化，从而使其形状发生改变，以至于无法正常给药。

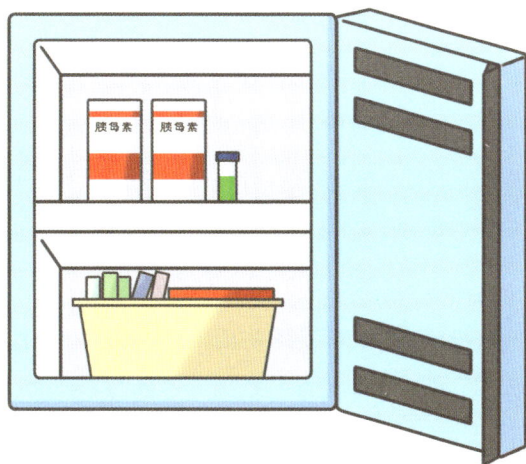

糖尿病患者注射的胰岛素，一般未开始使用之前需放置于冰箱中冷藏，开始使用后则可以放置于温度不高于30℃的室温下，需避免阳光直射，且在4周内用完。

▶ 药品都能放冰箱保存吗

天气炎热，很多人担心房间里太热，把室温保存的药品放在冰箱内冷藏，这种做法对吗？不！事实上，要求室温存放的药品，一般是不建议放入冰箱的。这是因为即使是高温天气，室内避光处一般也不会长时间超过30℃，即使短时间内室温超过30℃，也不会马上引起药物理化性质的改变。一般情况下，只需要将药品放在通风、阴凉处储藏或打开空调降温即可。一味地将药品放冰箱冷藏，反而会由于湿度过大而使某些药物变质。

▶ 储存药品小窍门

对于患者而言，为保证药效正确储存药品是很关键的，而养成服药之前仔细阅读药品说明书更是一个非常好的习惯。事实上，非常欢迎药品说明书用"大字体"来凸显重点。

切记：① 按要求正确贮藏药品，"迷信"将药品放在冰箱内冷藏是大错特错的做法。② 不要胡乱混放有不同储藏要求的药品，尤其是宜串味的药品更应该单独放置，如一些膏药、麝香保心丸等。③ 发现药品出现明显的性状变化时，如裂片、浑浊、变色、黏稠等，不要服用。④ 药品应该有规则地存放在家庭小药箱里，先进先出，确保有效期内服用，一般 3 个月清理 1 次，切忌放在小孩子够不到的地方，以免发生误服的悲剧。⑤ 特殊储存条件的药品该如何正确存放，应当咨询药师。

▶ 辩证看待有效期，保证药效第一

药品的有效期是指药品在规定的贮存条件下（一般为药品说明书上所要求的贮存条件）能够保证质量合格的一个期限。按照规定的条件规范储藏，尚未启封的药品，认为在有效期之前都是可以放心使用的。

药品一经启封，应该严格遵照说明书的规定使用、储藏。事实上，大多数药品的说明书上并没有标明启封以后的使用期限，请注意以下几点：

（1）普通的一些药物启封后，务必注意避光、避潮、避高温，服用前观察药品的性状，如有异常，如裂片、粘化、水解等应予丢弃。

（2）眼用制剂、耳用制剂、鼻用制剂启封后最多使用不超过 4 周。

（3）对于根据患者个体化需求临时进行配置的药物制剂，含水制剂在受控的冷藏条件下使用不超过 14 天；含水的局部 / 皮肤 / 黏膜制剂或半固体制剂使用不超过 30 天；无水制剂则不超过任一个组分的有效期或者 6 个月，且以较早的时间为准。

综上所述，药品的有效期与药品的使用期限并不一致，药品的使用期限往往会短于药品的有效期。

谨记：超过使用期限的启封药品，应予弃用，一定不能使用；患者应当根据药品说明书中的提示对未启封或启封后的药品进行规范保存；对于有独立包装的药品，如铝箔板装的药片和胶囊，只要保存条件符合相关要求、独立包装完整、性状正常，在有效期内可以放心服用；特殊情况应咨询药师。

▶ 吃"沙星"，需护跟腱

老百姓常说的"沙星类"，即通用名结尾有"沙星"二字的抗生素，就是喹诺酮

类抗菌药物。

　　喹诺酮类抗菌药物有抗菌谱广、抗菌作用强、无交叉耐药性等优点。但该类药物全身用药、长期用药后出现的致残性和潜在的永久性严重不良反应可同时发生和发展，尤其是对跟腱、关节肌肉、中枢神经系统可能会造成永久性的伤害。

　　注意：长期应用糖皮质激素、肾功能不全、老年人高龄、过度运动等都是应用喹诺酮类药物后出现跟腱断裂的高危因素。患者如存在这些高危因素，需要权衡利弊、慎重用药。

▶ 辅酶Q10，益处多多

　　辅酶 Q10 又名泛醌，是一种脂溶性的维生素类似物，在人体呼吸链中的质子转移与电子传递中起着重要作用，是细胞代谢与细胞呼吸的激活剂。此外，辅酶 Q10 还是较为重要的抗氧化剂与非特异性免疫增强剂，尤其是与维生素 E 联合时其抗氧化作用最为明显。

　　目前辅酶 Q10 临床上主要用于心血管疾病的治疗，可减轻缺血对于心肌的损伤，保护心肌，改善心功能。此外，应用辅酶 Q10 还可缓解甚至消除因服用他汀类药物引起的肌痛与疲劳等副作用，因而两者联合服用有协同作用。

　　由于辅酶 Q10 可改善线粒体的功能障碍，口服辅酶 Q10 对于可能因细胞凋亡、线粒体功能障碍而引起的神经系统疾病如帕金森、亨廷顿舞蹈症等有着良好的调节作用。此外，辅酶 Q10 对于因癌症化疗过程中药物导致的氧化应激状态，所引起的不良反应有一定缓解作用，可用于癌症的辅助治疗。辅酶 Q10 还可与维生素 C 合用保护细胞、抗氧化、清除自由基，从而减轻或避免过敏反应的发生。

　　综上所述，辅酶 Q10 在心血管疾病、神经系统疾病、癌症治疗等方面益处多多，且安全性较高。

▶ 风油精的十二大妙用知多少

　　风油精是由薄荷脑、桉叶油、丁香粉、樟脑、水杨酸甲酯，香油精等组成的油状液体药物。它的十二大妙用如下：

（1）治痱子：夏天在洗澡水中滴上几滴风油精，可有治疗和预防痱子的作用，但婴儿的皮肤娇嫩，使用量应为成人用量的1/3。

（2）治腹痛：将风油精数滴滴在肚脐（神阙穴）内，用胶布覆盖，可起到祛寒止痛的作用。

（3）治烫伤：对于小范围轻度烫伤，如无皮肤破损则可将风油精直接滴在烫伤部位上，每隔3～4小时滴1次，若发水疱，可先挑破，再涂风油精，最后涂金霉素眼膏，效果会更好。此法治疗轻度烫伤，止痛效果明显且不易发生感染，皮肤恢复也很好，不遗留疤痕。但严禁用于深Ⅱ°以上的烫伤。

（4）治脚癣：用温水将脚清洗干净，擦干，如有水泡，先用针将其刺破，用药棉吸净，再用风油精每日1～4次涂擦患处，一般3～5天即可见效。

（5）治口腔溃疡：建议在刷牙漱口后，在患处涂风油精，每天2次，若临睡前加涂1次则效果更佳，但孕产妇、新生儿不宜使用。

（6）治咽喉肿痛：倒风油精3～5滴于汤匙内，慢慢咽下，尽量让风油精停留于咽喉部一些时间，往往效果会更好，对于干咳引起的喉痛也有一定的效果。注意儿童及老年人需适当减量，因会有成瘾性可能。

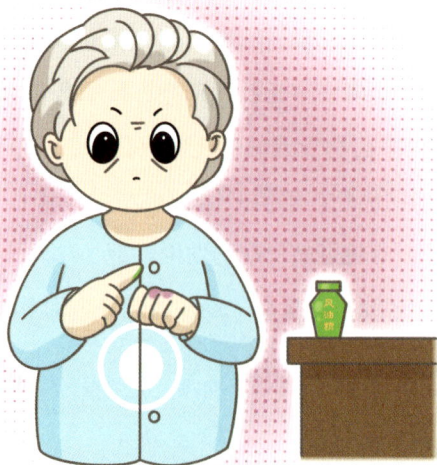

（7）治肛门瘙痒：凡由痔疮、肛裂等引起的瘙痒，先用温水洗净患处，再用药棉蘸风油精少许，在肛门周围涂擦，可奏效。注意，如是小儿患者，在治疗中应根据患儿年龄的差别，将风油精稀释1～2倍，以减轻对肛门黏膜的刺激。

（8）治冻疮：在冻疮未破时，将风油精均匀地涂在患处，有止痛消肿的作用，每日 2～3 次，一般 2～3 天可痊愈。注意：如果冻疮已经溃破，则不宜使用。

（9）治鸡眼：将患处硬茧削去，用药棉将适量风油精敷上，并用胶布固定。每天换 1 次，连用 15 天左右鸡眼可自行脱落。

（10）治疗因为风湿引起的咳嗽：可用风油精少许涂于天突穴上，能祛风镇咳。

（11）小儿退热：以风油精 1 毫升加冷开水 20～30 毫升稀释，涂擦于高热患儿四肢两侧、背部、腋下、腹股沟及四肢关节屈侧等处可以帮助体温的下降。

（12）其他：除了这些治疗、保健作用外，风油精还能用来洗手，去除鱼腥味及其他异味和去除污渍、指甲油等功效。

▶ 酒后头痛难忍，可以服用止痛药物吗

酒后头疼，俗称为"上头"，造成的原因不尽相同。事实上每个人对于乙醇的敏感性是不一样的，在乙醇的刺激下，脑血管会发生不同程度的痉挛而引起疼痛。

在酒后出现头痛，可以服用止痛片吗？事实上止痛药虽然具有缓解头痛的作用，但会与乙醇产生协同效应，加重对于胃黏膜的损伤，增加胃出血和消化道溃疡的风险，因此不建议同服。另外如对乙酰氨基酚、布洛芬与乙醇同服，极易导致肝脏受损，更有甚者可能会引发肝衰竭而导致死亡。

当然市面上还有多种针对酒后不适的药物，其中尤以中成药居多，虽然吹嘘得"花好桃好"，但是同样会存在很多不确定性。其实对于酒后头痛，我们大可不必惊慌，一般头痛会在短时间内自行缓解，多喝些果汁或蜂蜜水，其所含有的果糖可以加速乙醇的代谢，减缓恶心症状。当然，如果持续头痛难忍，还是应该及时就医。

▶ 漏服药物，不能加倍补服

患者出现漏服药物的现象较为常，那漏服了药物该怎么办呢？

科学的药物补服原则应该是：如果是一天服用一次的药物，当天发现漏服应当立即补服，如果第二天才想起来则不需要补服，更不需要加倍服用，维持正常的时间和

剂量服用下一剂即可。

如果药物是一天多次服用的，那就需要考虑用药的时间间隔了。如果发现漏服的时间未超过用药间隔的1/2，则应立即补服。反之如果发现漏服的时间超过了正常时间间隔的1/2，则可以忽略跳过，直接在下一次按照常规的剂量服用即可。

▶ 药物辅料，让人欢喜让人忧

药物的组成，除了小部分是具有药理作用的活性成分之外，大部分为辅料，即生产药品和调配处方时所使用的赋形剂和附加剂，是除活性成分之外，在安全性方面已经进行了合理性评估，且包含在药物制剂中的物质。药用辅料除了赋形、充当载体、提高稳定性外，还具有增溶、助溶、缓释、控释等重要功能，是可能会影响到药品的质量、安全性和有效性的重要成分。

一般而言，辅料是惰性的，不应该也不会诱发不良反应。但最近的研究显示，几乎所有药物都含有一些能够引发部分患者发生过敏或者应激反应的成分，因而辅料是有可能引发不良反应的。这些不良反应先与辅料本身的性质有关。有些辅料本身就存在一定的毒性，一旦浓度超高或者长期使用后是不利的。还有些不良反应与患者本身的体质有关。事实上对于大部分患者而言，一点点的辅料并没有什么影响，但因为个体差异的存在，对于另一小部分患者来说，微量的辅料可能会引起过敏或其他不良反应。

患者用药时应尽可能弄明白药品说明书的注意事项

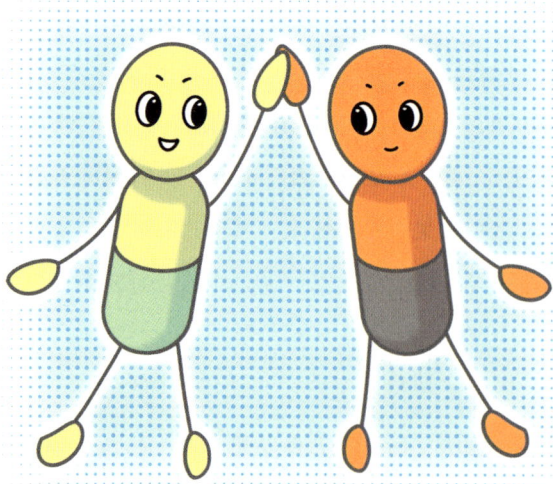

药用辅料能赋形、充当载体、增溶

和禁忌，并将自己的既往过敏史和家族史及时告知医生和药师，以求用药的安全性。

▶ 谁说良药只能苦口

掩味技术的目的就是有效地将药物原本的苦味进行掩盖，让患者服药时更加容易接受，进而提高顺应性。它是通过添加矫味剂、抑制剂、将药物进行包衣、形成复合物等方法来抑制药物与苦味受体蛋白结合，进而巧妙掩盖苦味。

（1）添加矫味剂：对于苦味的药物可以通过加入矫味剂的方式来改变味蕾对于"苦"这一味道的敏感度，甜味剂、芳香剂、麻痹剂、泡腾剂等较为常用，可用以干扰神经中枢对于味觉信号的整合，从而掩盖苦味。

（2）苦味抑制剂：苦味受体拮抗剂可以与药物竞争苦味受体结合，从而阻止苦味蛋白的释放，一般是无苦味且结构与苦味药物相类似的物质。苦味传导抑制剂则是通过阻断苦味信号的传导通路来达到掩盖苦味的目的，目前尚未广泛用于药物的掩味。

（3）药物包衣：该法较为直接，通过为药物提供一个物理屏障，阻止药物在口腔内的溶解和释放，不但可以起到掩盖药物的味道，还可以防潮避光，提高药物的稳定性。

（4）形成复合物：通过药物与辅料形成复合物的方法来降低药物与味蕾的接触，例如临床上常用的蒙脱石、直链淀粉、介孔分子筛、环糊精等，就是将药物包裹在腔体内形成复合物。

"良药不苦口"绝不是远景，相信随着制药技术的不断发展，新的掩味技术和掩味辅料会层出不穷。

▶ 补铁时千万别喝茶，要喝茶也该摄入"它"

当茶与铁剂相遇时，茶水中的多酚类物质会与铁离子结合成不溶性的沉淀，从而影响铁剂的吸收。其他含有多酚、高植酸、钙的一些食物如咖啡、豆浆、牛奶等，也可以明显降低铁剂的吸收。但也有可以提高铁剂吸收的食物，如富含维生素C的食物，另外肉类、鱼、家禽等也同样具有促进铁剂吸收的作用。

谨记：① 在两餐之间而不是用餐期间喝茶。② 当茶是用餐的一部分时，应同时摄入维生素 C 和（或）者肉、鱼、家禽等，茶的铁剂抑制作用可以被这些物质所部分抵消。③ 当铁剂与茶不得不同时服用时，增加维生素 C 的摄入是有效的手段，因其可以防止铁-单宁复合物的形成，从而抵消茶对于铁剂吸收的抑制作用。

▶ 长期吃5类药时需补充维生素

长期服用以下 5 类药时，会影响机体对于维生素的吸收、促进维生素的利用和排出而致维生素缺乏症，应适当补充相应的维生素。

（1）长期、大剂量的口服抗菌药物，如青霉素、四环素、氯霉素等进行抗感染治疗时，可能会致肠道菌群失调乃至紊乱，使体内产 B 族维生素和维生素 K 的微生物受到抑制，而引起口干、口腔溃疡、咽痛、皮炎等不良反应。

（2）长期服用一些抗高血压药物会导致维生素 B_6 的缺乏，产生恶心、忧郁、焦虑等不适症状甚至引发周围神经炎。

（3）降血糖药物中的双胍类制剂如二甲双胍、苯乙双胍在长期应用时可能引起维生素 B_{12} 的缺乏，从而导致或加重周围神经炎，引起贫血、认知障碍等不良反应。

（4）长期、大剂量使用肾上腺糖皮质激素，如强的松、氢化可的松、地塞米松等，会加快维生素 D 在肝脏的代谢，引起维生素 D 的缺乏。同时，还可能会导致维生素 C 的缺乏，从而出现骨质疏松和类似坏血病的症状。

（5）长期口服避孕药，如复方炔诺孕酮、氯地孕酮等，会增加机体对于维生素的需求，若不及时补充可能会引起相关的维生素 B_6、维生素 B_2、维生素 C 等的缺乏。

▶ 美容化妆，到底往脸上抹了多少化学物质

化妆品，例如唇膏、腮红、眼影等，这一类产品尽管组分不尽相同，但基本上都是由色素和基质两个部分组成，令颜色附着于皮肤表面来发挥作用的。唇膏和腮红含红色素，眼线和睫毛膏含黑色素。一些廉价产品中的色素可能会含有重金属离子，如铜、汞、铅等，对人体是有害的。基质中的表面活性剂、防腐剂及香料可能也含有有

害物质。

另外，化妆品尽管只是附着在皮肤，但是在日常生活中却很可能会通过口腔、眼睛进入人体而被快速吸收，所以对身体的危害往往不仅局限于皮肤，应当降低化妆品的使用频率。

护肤品，主要以营养成分、美白防护成分及基质三部分组成。营养成分主要有维生素类、蛋白质氨基酸类、雌激素类等，这些成分经皮肤吸收的量非常少，产生的效果也有限，因此多用亦无益。美白防护成分则包括钛白粉、曲酸等，确实可以起到一些增白防晒作用。另外铅也可以产生美白的效果，一些不良商家会在护肤品中添加使用。

总的来说，化妆品或护肤品几乎完全由化学品调配而成，适量使用对于人的容貌确能起到修饰与改善的作用，但大量、长期地使用对身体健康肯定是有害的。

▶ 临睡前吃药，会不会更伤肝

网上流传着一种说法：肝脏主要在晚上 11 时至凌晨 2 时进行排毒，人们在此时段宜在睡眠之中，而睡前服药则会增加肝脏的负担，进而引起肝脏损伤，所以临睡前服药更加容易伤肝。

事实上，人类的新陈代谢是从来不会停止的，就像血液不停地流淌一样，肝脏并非只在夜间某个时间段才进行排毒，而是持续工作着的。因此无论何时吃药，只要药物通过肝脏代谢，都会存在一定的肝脏负担。也就是说，无论睡前服药还是其他什么时候服药，同一种药物对于肝脏所产生的负担并没有什么本质的区别，睡前吃药，并

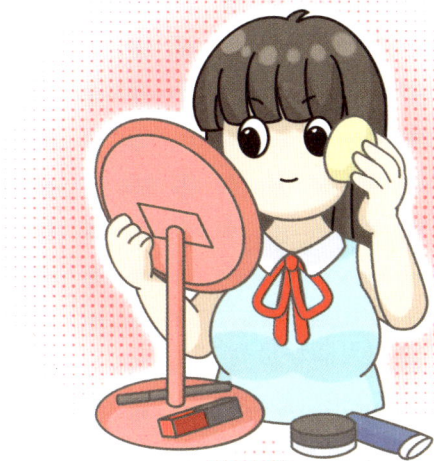

不会增加药物对于肝脏的额外损伤。

药物对于肝脏的损伤主要是与服药的品种、剂量、疗程或患者本身的体质有关，不会因为你睡前吃药还是白天吃药而出现显著性差异。不要把应当分为2顿、3顿吃的药物都攒到临睡前1次吃就可以了。

▶ 心血管药物，牢记最佳服用时间点

（1）冠心病药物服用时间点：冠心病包括无症状性心肌缺血、心绞痛、心肌梗死、缺血性心力衰竭、猝死5种，经常在晨醒后的4～6小时内发生，每天上午的6～12时发病率最高。因此，在晨醒后给予硝酸酯类（硝酸甘油、硝酸异山梨酯、单硝酸异山梨酯等）、钙拮抗剂（硝苯地平、非洛地平、氨氯地平、维拉帕米等）、β受体阻滞剂（普萘洛尔、美托洛尔、阿替洛尔等）等均可以有效地预防冠心病的发生。对于每天服用1次的药物，宜在早晨醒后服用；每天2次的药物，宜在晨醒后及下午3时左右服用；每天3次的药物，应在晨起、中午及傍晚服用。

（2）高血压药物服用时间点：人体的血压变化起伏不定，一般会呈现"双峰一谷"的现象，即在早上9～11时，下午16～18时，血压较高，次日凌晨2～3时则又为最低，称之为"杓型高血压"。一般可在上午7时和下午14时两次给予作用机制不同的药物，每日1次的控、缓释制剂则宜在上午7时服用，切忌不要在临睡前或夜间给药，因为那时血压最低。当然，临床上有很多"非杓型"或"反杓型"高血压的患者，在确定服药时间之前，应该先做个24小时动态血压监测，以选择正确的降压药物及正确的服药时间点。

（3）降脂药物服用时间点：由于肝脏合成胆固醇的高峰期多在夜间，故某些他汀类药物晚上或睡前给药比白天给药更为有效，常见的有普伐他汀、辛伐他汀、洛伐他汀等。而瑞舒伐他汀、阿托伐他汀则不受食物的影响，也不受服药时间点的影响，相对固定一个时间点服用即可。他汀类药物一般为每日1次给药，剂量与药物的品种有关，活动性肝病患者、妊娠和哺乳期妇女等患者禁用。

▶ 药品、保健食品、保健品与"三高"症

保健食品是指含有一定功效成分，可调节人体功能的食品，注意是食品！而保健品是保健食品的简称，不能等同于药品。

对于高血压、高血糖、高血脂患者，如果血压、血糖、血脂仅仅处于临界状态且无明显症状出现，确实可以通过运动、饮食、生活习惯的改变来控制疾病的发展，同时也可以服用一些保健品来辅助改善人体的"三高"症状。但保健品并非药品，仅可调剂人体的功能而不能达到治疗疾病的目的。当非药物治疗手段达不到有效控制的目的时，则应当根据个人的血压、血糖、血脂的水平及基础状况来合理地选择正确的药品以及适宜的药品服用方法，以使指标达标，尽最大可能减少"三高"对于靶器官的损害，减少动脉粥样硬化，将心血管事件的发病率及死亡的总体危险降至最低。

在选择保健品的时候应当注意观察是否属于国家认证的合格产品，即是否标注有"国食健字"或者"卫食健字"（而药品则应该标注"国药准字"），并按照常规的推荐剂量来服用，千万不要轻信一些不良媒体上的广告而胡乱购买、服用所谓的"万能保健品"。

▶ 一些药物有剂量"红线"

药物治疗，浓度过低无法发挥药效，浓度过高则可能会诱发不良反应，甚至出现毒性反应。事实上，药物的最小有效浓度与最低中毒浓度是临床治疗的合理区间，这

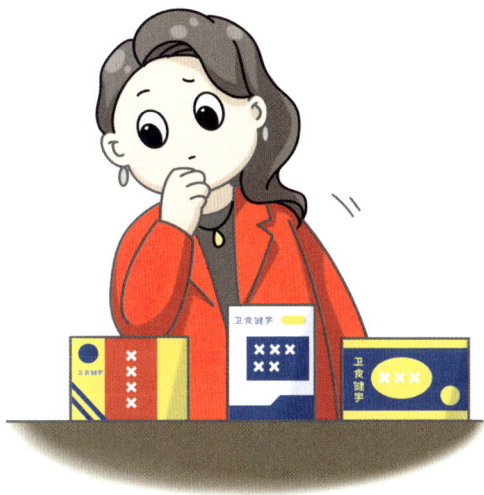

个浓度区域就是所谓的药物"治疗窗"。

有些药物的中毒浓度与治疗浓度十分接近，很容易诱发毒性反应，临床上一定要把握好药物剂量这根"红线"。用药时除了需要掌握用药的有效剂量、个体化给药、避免超量服用药物外，还要考虑同食食物、联合用药及其他因素对于药物浓度的影响。

常见的治疗窗较窄的药物有华法林、地高辛、环孢素、茶碱、苯妥英钠等。

▶ 吃药！不粘嗓子，就该这么做

服药时，应先饮用适量的温开水，润润口腔和嗓子，这样做既可以减少药物在口腔中发生黏附而易于进入食道，又可以减少药物在食管中的黏附，有利于其顺利达到胃部。

用温开水送服药物，有汽水瓶法和前倾法两种方法。汽水瓶法适用于片剂，先倒一瓶水，将药片放置在舌头上，嘴唇夹紧瓶口后开始喝水，顺便将药片带入食道。前倾法则适用于胶囊剂，同样将胶囊放置在舌头上，然后喝一口水，但不要急于将水吞下，而是将头向前倾，下巴弯向胸口，最后在此姿势下将水和胶囊一起吞服。

谨记：抬头吞药片，低头咽胶囊。

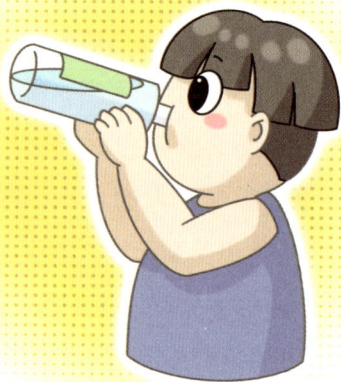

▶ 破伤风针，该不该打；怎么打

破伤风这一致命的疾病，其防治主要依靠主动免疫与被动免疫两种方法。破伤风的主动免疫是注射破伤风疫苗，可使接种者保持 5～10 年的免疫作用。其次，在生活中出现外伤后打的破伤风针则是被动免疫的治疗方法，是采取直接为机体提供抗体来中和破伤风神经毒素，即用于破伤风的短期应急预防。

请谨记以下 8 条注意事项：① 外伤（特别是创口较深、污染较为严重者），当有感染破伤风的危险时，应及时进行预防。② 破伤风针可以中和游离的破伤风毒素，但是不能中和已经与神经细胞结合的破伤风毒素，因此破伤风针应尽早注射。③ 应优先选择人血清的破伤风（人）免疫球蛋白，如果实际情况是没有人血清的才考虑使用马血清的或者破伤风抗毒素 TAT。④ 因马血清类制剂使用时可能会引起过敏性休克，因此注射前均需进行皮试，注射后需要观察至少 30 分钟方可离开。⑤ 皮试阳性的患者，应谨慎注射，如确需注射可以采用脱敏注射疗法。⑥ 来源于人血清得破伤风免疫球蛋白，较为安全，注射前不需要做皮试。⑦ 在利大于弊的情况下，孕产妇可以注射破伤风针。⑧ 免疫球蛋白制剂中的抗体可能会干扰活病毒疫苗，如麻疹、腮腺炎疫苗的效应，所以建议在注射破伤风免疫球蛋白 3 个月后方可注射这些活病毒疫苗。

▶ 静脉输液要谨慎

在口服和输液治疗方式中，口服的不良反应相对较轻，虽然起效慢但较为安全，药物残留清除迅速。而输液的起效虽然较快，但不良反应多且无法及时清除残留的药物。常见的输液可能会引起的风险：

（1）输液可能发生渗漏性损伤，若药物外渗于血管周围组织，轻则引起局部肿胀疼痛，重则引起组织坏死（如某些肿瘤化疗药、静脉补钾和补铁类的制剂）。

（2）输液反应中最常见的是热原反

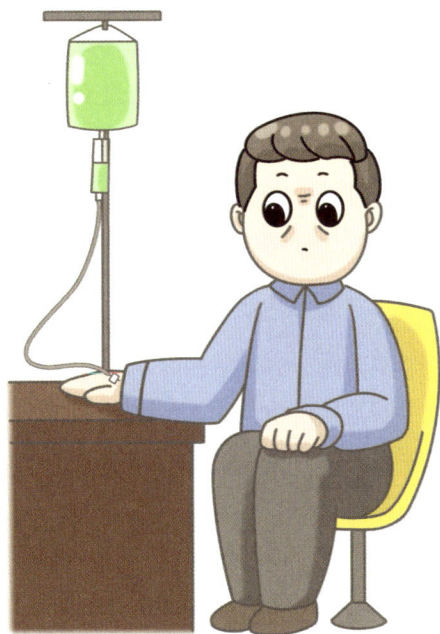

应、过敏反应。可能导致高热、寒战、红疹、瘙痒、肿胀等反应，严重者还可能导致休克（血压急剧下降）甚至死亡。

（3）输液导致的感染可能让病原体如病毒、细菌进入人体引发炎性反应，病原体还可能随血液循环直接扩散到全身引起败血症，威胁生命。

（4）长时间输液可引起局部静脉炎，导致局部组织红、肿、热、痛，甚至伴有机体的畏寒、发热等。

（5）心功能较差的患者，短时间内输入过多液体，心脏的负担骤然加重有发生急性心力衰竭的可能。

正确认识静脉输液的安全性至关重要。要综合考虑患者病情的严重程度以及个体差异，不盲目输液！

▶ 规避输液的风险

一旦输液，应注意哪些问题来减少不良反应的发生，规避类似于"小手术"的风险呢？

（1）静脉输液溶媒的选择至关重要。注意液体的 pH，避免发生与药物的相互作用而产生盐析、沉淀等反应进而影响输液质量。例如，呈酸性的药物以 0.9% 的氯化钠注射液为溶媒稳定性较好。

（2）输液速度与不良反应的发生也有密切的关系，因此一定要因人而异。严重脱水患者如心肺功能良好则可以快速滴注（10 毫升 / 分钟）；颅脑、心、肺等疾病的患者及老年人输液均应慢速滴注（2～4 毫升 / 分钟以下），治疗时仍需以实际情况随时调节速度。需要严密观测滴速的药物包括：肠外营养液、血药浓度超过安全范围可引起毒性反应的药物、易刺激血管引起静脉炎的药物、调节水-电解质及酸碱平衡的药物。

（3）注意特殊人群的用药。如可乐必妥（左氧氟沙星注射液）因为会影响小儿的关节软骨发育，18 岁以下的儿童应禁用。老年人肝肾功能不全，更应该考虑酌减注射药物的剂量。

「心」药治「心病」

——心血管药物合理使用36计

降压药物的"六大合理使用原则"

正确的血压测量方式

忘记服心血管药物怎么办

阿司匹林肠溶片是否应该严格饭后服用

血脂高了怎么办

……

PM2.5

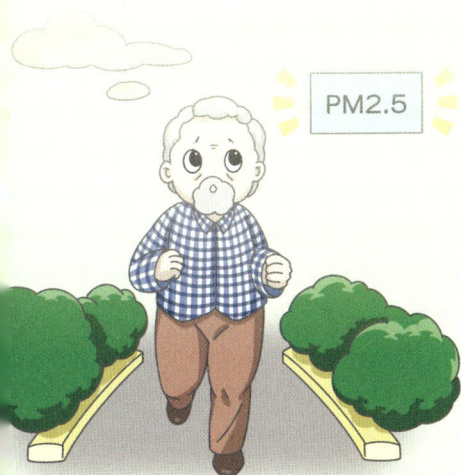

心血管疾病是指由于高脂血症、血液黏稠、动脉粥样硬化、高血压等所导致的心脏及全身组织缺血性或出血性疾病，是一种严重威胁人类健康的疾病。特别是在 50 岁以上的中老年人群中，更为常见。值得注意的是，即使应用目前最先进、完善的治疗手段，仍有 50% 以上的脑血管意外幸存者生活不能完全自理。心血管疾病具有高发病率、高死亡率、高致残率、高复发率、高并发症的特点。常见的心血管疾病包括冠心病、高血压、高脂血症等。

安全合理使用心血管药物对于提高药物疗效、减轻不良反应、减少并发症的发生有至关重要的作用。那么，如何安全合理使用心血管药物呢？首先，要对心血管疾病有正确的认识，了解疾病的临床表现、严重程度等；其次，要了解治疗不同心血管疾病药物的种类及其适用范围；再次，心血管药物的正确用药时间直接影响到药物的疗效和不良反应，需多加注意；最后，还需了解药物的相互作用、禁忌证、生活习惯与饮食习惯对药物疗效的影响等深层次的问题。同时提倡非药物治疗的方式，以健康的生活习惯来规避药物的毒性，需知防病远胜于治病。

▶ 降压药物的"六大合理使用原则"

高血压是以体循环动脉压升高、周围小动脉阻力增高，同时伴有不同程度的心排血量和血容量增加为主要表现的临床综合征。

降压药物的"六大合理使用原则"为：

（1）不能单一大剂量用药，尽可能联合用药。

（2）错峰服用药物，通常早晨起床服用一种长效制剂，下午补服另一种，切忌在临睡前或夜间服用。

（3）降压不宜操之过急，平稳降压最为合适。

（4）一边服用降压药，一边观测血压。

（5）服用降压药，不能忽视血压参数（收缩压、舒张压）的变化。

（6）不能忽视高血压的其他危险因素，最大限度地控制动脉粥样硬化，减少高血压对靶器官的损害，降低心血管疾病发病率和死亡率。

▶ 降压药物，切记联合用药

为增加降压效果并且减少不良反应，对于高血压的治疗最好采用两种或两种以上作用机制不同的降压药物联合治疗。事实上，高血压的治疗为达到目标血压常需联合治疗，主要因为：

（1）一种高血压药物往往只针对一种发病机制进行调整，单药治疗的有效率仅为 40%～60%。

（2）联合治疗可使作用协同互补，增加降压效果。

（3）抵消彼此的不良反应。

（4）利于靶器官的保护。

（5）降低各药剂量。

（6）方便服用，提高患者依从性。

▶ 常用的降压药有5类，您知道吗

目前，临床上常用的降压药物主要有以下5类，您知道吗？

（1）利尿剂。代表性药物：呋塞米（速尿）、螺内酯、氢氯噻嗪。

（2）β受体阻滞剂。代

> 利尿剂
>
> β－受体阻滞剂
>
> 血管紧张素转化酶抑制剂（普利类）
>
> 血管紧张素I受体阻断剂（沙坦类）
>
> 钙通道阻滞剂（地平类）

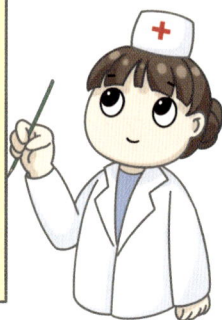

表性药物：美托洛尔（倍他乐克）。

（3）血管紧张素转换酶抑制剂（普利类）。代表性药物：贝那普利（洛汀新）。

（4）血管紧张素 I 受体阻断剂（沙坦类）。代表性药物：氯沙坦（科素亚）。

（5）钙通道阻滞剂（地平类）。代表性药物：氨氯地平（络活喜）。

记不住？那就记住药物通用名的后缀吧！

▶ 降压药物，何时吃最为妥当

降压药物，千万不能一下子服下去，应该采用错峰服用的方法。人体的血压分布规律是这样的：早晨起床后开始上升，8～10时达到最高；下降后在下午又开始升高，14～16时又达到最高；下降后至临睡前或夜间降至最低，即所谓的"双峰一谷"的"杓型"血压分布。根据这种情况，最科学的降压药物服用方法为：早晨7时左右服用一种长效制剂，下午14时左右补服另一种，切记不要在临睡前或夜间服用。

▶ 正确的血压测量方式

测血压前，受试者应至少坐位安静休息5分钟，30分钟内禁止吸烟，禁止饮咖啡或茶，且应排空膀胱；一般情况建议每天早晨和晚上测量血压，每次测2～3遍，取平均值；血压控制平稳者，可每周只测1天血压。对初诊高血压或血压不稳定的高血压患者，建议连续家庭测量血压7天（至少3天），每天早晚各1次，每次测量2～3遍，取后6天血压平均值作为参考值。最好能够详细记录每次测量血压的日期、时间以及所有血

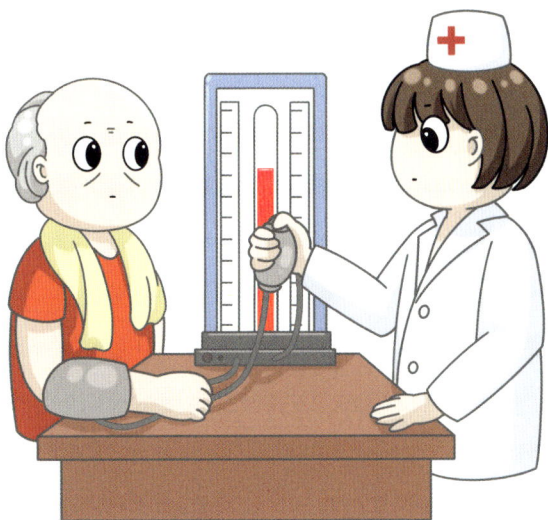

压读数，而不是只记录平均值。应尽可能向医生提供完整的血压记录。

▶ 高血压治疗，血压控制达到目标值最为重要

治疗高血压的主要目的就是最大限度地控制动脉粥样硬化，减少高血压对靶器官的损害，降低心血管疾病发病率和死亡率。

降压目标是普通高血压患者血压应降至 140/90 毫米汞柱以下，年轻人或糖尿病及肾病患者降至 130/80 毫米汞柱以下，老年人收缩压降至 150 毫米汞柱以下，如能耐受，还可进一步降低。

▶ 服用心血管药物后，治疗效果明显，患者是否可以见好就收，或私下降低剂量

肯定不可以！心血管患者应该长期服用相关药物，经治疗后如病情稳定达 1 年以上，可以考虑减量，但也必须在临床医生或药师的指导下根据病情调整剂量，且需历经很长的时间。

需要长期服用的主要药物有：降压药和控制血糖药、调脂药、抗血小板药物，尤其是支架植入术后、心梗或心衰患者逆转心室重构，改善预后的药物、永久性房颤或换瓣术后抗凝药物。

▶ 不能与降压药同服的药物

患者在服用降压药物的时候，应尽可能规避使用可以使血压升高的药物，主要有以下几种。

（1）非甾体抗炎药：布洛芬、吲哚美辛、吡罗昔康、美洛昔康等。因其抑制前列素合成可导致人体血压平衡失调，引起血压升高。

（2）人促红素：因其使红细胞生长加快，血黏度增加，末梢循环阻力增大，血压升高。

（3）减轻鼻充血剂：盐酸麻黄素、伪麻黄碱等抗感冒药成分。因其收缩血管，导

致血压升高。

（4）抗肿瘤药：索拉替尼、舒尼替尼、西尼替尼等。可能引起高血压，尤其是舒张压，发生率为17%。

（5）抗菌药物：红霉素、利福平、异烟肼等单胺氧化酶抑制剂，此类药物若与香蕉、牛肝、柑橘、菠萝、腊肉、啤酒等富含酪胺的食物同服，会使酪胺难于水解灭活，蓄积以致刺激血管，血压上升。

▶ 降压不宜操之过急，千万不能重复给药

应用降压药物，应从小剂量开始，根据患者的自身因素，如遗传因素、环境因素、生活习惯因素等以及患者目前的基础水平来合理地选择药物，达到平稳降压的目的，也就是施行个体化的降压方案。

降压切忌不能操之过急、急剧降压，研究显示：血压下降幅度达到原血压25%以上容易出现降压灌注不良综合征，尤其在夜间人体血压处于低谷或血液对组织灌注不足时容易出现脑供血不全，诱发缺血性脑卒中。

此外，降压药物的服用，应以联合用药为适宜，但千万不能使用作用机制相同的药物，犯重复给药的错误，否则会有危险。例如，在服用珍菊降压片的同时再加服利尿剂。珍菊降压片的主要成分是珍珠粉加野菊花，但起降压作用的是两种西药：可乐定和氢氯噻嗪，而氢氯噻嗪也是利尿剂，两种利尿剂同服就会有重复给药的情况出现，长时间服用后会导致电解质丢失，双下肢乏力，出现低血钾症，对患者产生危险。

好的降压药物，即能平稳降压，不良反应又小，但务必不要出现重复给药的错误，尤其是在服用复方制剂的时候，如对成分不是很了解，可以咨询临床医师或药师。

▶ 血压急剧升高怎么办

血压严重升高（180/120毫米汞柱以上），并有可能伴发进行性靶器官功能不全的表现，称之为高血压危象。此类患者比较危险，应持续监测血压并尽快应用合适的

药物或静脉输注降压药，如硝普钠、硝酸甘油针、酚妥拉明、尼卡地平、艾司洛尔、乌拉地尔、地尔硫卓等。降压仍需平稳，1 小时平均动脉血压迅速下降但不应超过 25%，2 ~ 6 小时内血压降至 160/100 ~ 110 毫米汞柱。

有些高血压危象患者可以选用短效降压药物，如卡托普利、拉贝洛尔、可乐定，必要时也可舌下含服硝苯地平，通过舌下静脉吸收，避过肝脏首过效应，迅速达到血药浓度高峰，缓解高血压危象。

▶ 老年心血管患者，早晨起床应注意什么

老年患者，尤其是老年高血压患者，早晨醒来，不要急于起身，应在床上静卧 3 分钟。千万不要晃动头部，身体要保持原来的姿势，闭目养神，并适当活动一下四肢和头颈部，使四肢肌肉和血管平滑肌恢复适当的张力，以适应起床时的体位变化，避免引起头晕。慢慢坐起后，稍动几次上肢，再下床活动，这样血压不会有太大的波动，可起到药物很难达到的预防作用。

初发的高血压患者或控制不佳的高血压患者，最好先吃降压药，再躺半个小时，等血压稳定了再起床。

▶ 老年心血管患者晨练时发生应急事件，如何防范

老年心血管患者，晨练不宜过早，不宜过于激烈，因心脑血

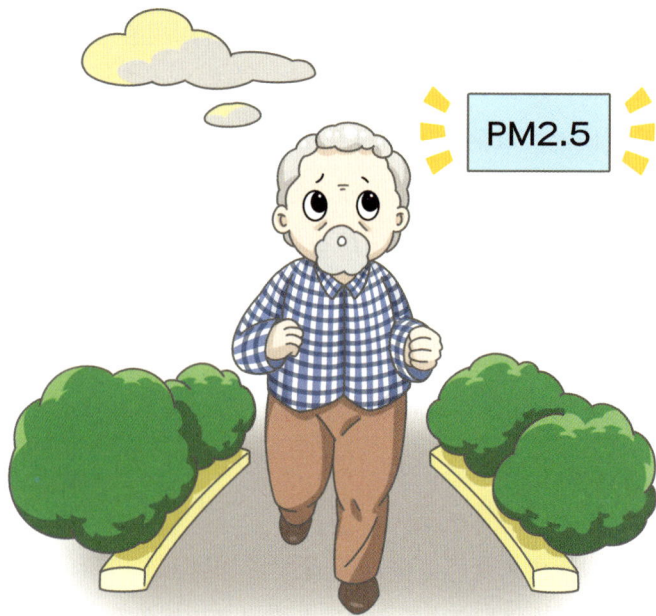

PM2.5

管事件的高发时段为起床后的几小时，集中在早晨 6～9 时，此时冠状动脉血流明显减少、心肌缺血、血小板聚集增加、心肌供养不足，如在此时做激烈的运动，可能有应急事件爆发，故应以运动后不感到劳累为限度。

且冬天早晨时有雾霾情况发生，PM2.5 对于老年人的上呼吸道来说，也是负担，所以晨练更不宜过早。

▶ 忘记服心血管药物怎么办

如果漏服一次，应在记起时立即补服。但如果已接近下一次服药时间，则不要再补服了，应重新按平常的规律用药，千万不要一次使用双倍的剂量，否则会有危险。

▶ 倍他乐克这个药物目前非常常用，服用时应注意些什么

倍他乐克的成分是美托洛尔，目前临床上用的是 25 毫克和 50 毫克的普通片剂和 47.5 毫克的缓释剂，属 β_1 受体阻断剂，主要用于伴心绞痛或心动过速的高血压的治疗。

用药过程中，自测静息状态下的心率，如果心率低于 55 次 / 分钟，请及时就诊；服用期间如出现疲乏、眩晕、恶心、胃痛等症状，可能与其有关。该药需长期服用，如欲中断服药，应在临床医生或药师的指导下，逐渐减少剂量，从 1 片到 1/2 片、1/4 片、1/8 片，整个停药过程最少需要 4 周的时间。

▶ 常用的一些慢性病药物是否可以掰开服用

大部分的心血管药物是控释或缓释片，药物内芯外包裹有控释或缓释结构，一旦掰开后就会破坏这种结构，导致药物释放达不到匀速的目的，使血药浓度紊乱，产生危险性。因此不宜掰开、压碎或咀嚼，如非洛地平缓释片（波依定）、硝苯地平控释片（拜新同）、地尔硫䓬缓释片（恬尔心）、维拉帕米缓释片（缓释异搏定）、阿司匹林肠溶片（拜阿司匹林）。

但对于其他一些普通片剂结构的心血管药物，尤其是多个小分子药物所组成的，

是可以掰开的，但不能咀嚼或压碎，如美托洛尔缓释片（倍他乐克）、单硝酸异山梨酯缓释片（欣康）、氯沙坦钾片（科素亚）。

具体情况应药而不同，如不明确可以咨询临床医生或药师。

▶ 阿司匹林肠溶片是否应该严格饭后服用

阿司匹林肠溶片只需空腹服用，不用严格饭后服用，其实一天中任意时间均可服用。

（1）肠溶阿司匹林在胃内溶解微乎其微，对胃黏膜的刺激和损伤几乎可以忽略不计，所以无须饭后服用。

（2）肠溶制剂，大部分要求空腹服用，以便药物快速进入肠道崩解吸收。

（3）胃液为酸性，肠液为碱性，碱性环境更适合肠溶片的崩解。

（4）阿司匹林抗血小板作用是持续性并不可逆的，没有必要固定某一时间服药。

▶ 抗凝药物华法林是很经典的口服抗凝药物，如何合理使用

原则上，低危或有抗凝禁忌的房颤患者可口服阿司匹林，但如存在一项以上中危或一项高危因素的患者可以使用华法林。华法林服用后抗凝作用出现较慢，对急需抗凝者应该同时联合使用肝素或低分子肝素，一般在全量肝素出现抗凝作用后再以华法林进行长期抗凝治疗。

华法林属于高警示药物，即中毒剂量与有效剂量较为接近，如过量容易导致出血，因而应进行治疗药物监测，即国际标准化比值 INR 值。开始服药的前几周需比较频繁的监测，并根据 INR 值调整华法林的用量。INR 达到目标值并稳定后（连续2次在治疗的目标范围），可改为每4周检查1次。

目标 INR 依病情而定，一般以 2.0 ～ 3.0 比较适宜。

▶ 影响华法林药效的因素是什么

影响华法林药效的因素颇多：

（1）合并使用中草药，如大蒜、当归、丹参、生姜、甘草、川芎、益母草、肉桂、龟苓膏等会增加抗凝效果；人参、西洋参、茶叶、地榆、仙鹤草等会降低抗凝效果。

（2）吃富含维生素 K 的蔬菜和水果，如西兰花、菠菜（熟）、西芹、香菜（熟）、青椒、生菜、蛋黄、猪肝、绿茶、苹果（带皮）等，可减弱华法林的药效。

（3）合并使用药物，如罗红霉素、四环素、莫西沙星、阿司匹林、布洛芬、吲哚美辛、胺碘酮、西咪替丁、氟康唑、伏立康唑等会增加抗凝效果；地西泮、巴比妥类、硫糖铝等会降低抗凝效果。

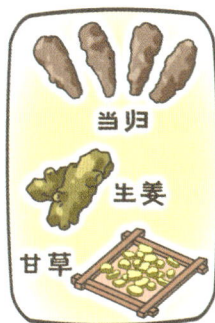

增加抗凝

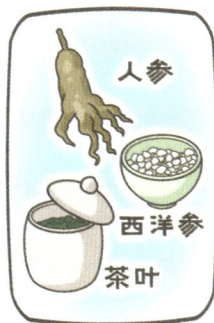

降低抗凝

▶ 服用华法林的注意事项是什么

服用华法林的注意事项：

（1）在用药前应将您的病史告诉医生，特别是您是否患有消化道溃疡、月经周期异常、近期感染和手术等。

（2）严格按照医生建议的剂量用药，不可自行增加或减少用药剂量，更不可自行停药；增加其他药物需咨询医生或药师。

（3）做有创检查或治疗前，如拔牙、组织活检等，告诉医生您正在接受华法林治疗。

（4）避免酒精、葡萄柚汁与华法林同服。

（5）避免容易受伤的活动或体育运动。

（6）当您怀孕或准备怀孕时请及时告知医生，因该药可能导致出生缺陷。

▶ 硝酸甘油的瓶子里为什么塞有一团纸

硝酸甘油主要用于缓解心绞痛，作舌下含服，以避过首过效应，迅速达到血药浓度高峰，因而心绞痛的患者外出时会随身携带硝酸甘油以备急需。但硝酸甘油见光易分解，应放在棕色瓶内，存放于干燥处。另外，硝酸甘油还易潮解失效，因而瓶子上端会塞有纸团，以隔绝药片与瓶口空气的接触，避免潮解。

硝酸甘油药瓶开封 6 个月后，药效会大为下降，建议更换使用，以确保疗效。

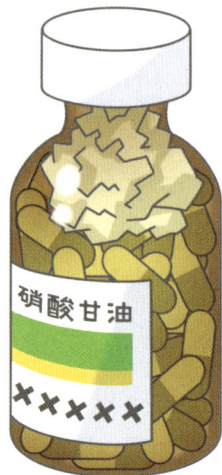

▶ 服用抗血小板药物、抗凝药物后应注意些什么

服用抗血小板药物（如阿司匹林）、抗凝药物（如华法林）后应注意观察皮肤有无瘀斑和出血点，有无鼻腔出血、牙龈出血、黑便、血尿、月经量明显增多或有异常的阴道出血，及严重的头痛等情况，如出现上述情况应及时就诊或立即咨询心脏专科医生。如需进行有创操作（如拔牙或组织活检），请告知医生您正在服用抗血小板或抗凝药物。

▶ 保管药品时，您知道温度要求吗

（1）一般药品贮藏于室温（10～30℃）即可。

（2）"阴凉处"是指不超过20℃保存。

（3）"凉暗处"是指避光且温度不超过20℃。

（4）"冷藏"是指2～8℃保存。

在一般情况下，对多数药品贮藏温度在2℃以上时，温度愈低，药效愈稳定，但不能低于2℃。在使用、保存药品前务必看清药品说明书，以免差错。

▶ 您知道非药物治疗的方式吗

当您的实验室检验值处于临界状态时，如血压略超过140/90毫米汞柱，血糖

（GLU）略超过 6.1 毫摩 / 升，胆固醇（TC）略超过 5.2 毫摩 / 升，三酰甘油（TG）略超过 1.7 毫摩 / 升。但并无明显的症状出现，可以考虑在服用药物之前先采用非药物治疗的方式来加以调整。

非药物治疗的方式，即倡导以健康的生活方式，来达到消除不利于心理和身体健康的行为和习惯的目的。包括：

（1）控制体重，BMI 值［体重指数，体重数（千克）/ 身高（平方米）］控制在 $20 \sim 24$ 千克 / 米 ^{2}。

（2）采用合理均衡的膳食，减少食盐、脂肪的摄入，注意补充钾和钙。

（3）增加适量的体育活动。

（4）减轻精神压力，保持平衡心理。

（5）戒烟、限酒。

（6）补充叶酸和维生素 B_{12}。

▶ 适宜清晨服用的药品

（1）糖皮质激素：如泼尼松、泼尼松龙、地塞米松等。

（2）降压药物：如氨氯地平、依那普利、缬沙坦、索他洛尔等。

（3）抗抑郁药：如氟西汀、帕罗西汀、氟伏沙明等。

（4）利尿剂：如呋塞米、螺内酯。

（5）驱虫药：如阿苯达唑、哌嗪、噻嘧啶等。

（6）泻药：如硫酸镁。

▶ 适宜餐前服用的药品

（1）胃黏膜保护药：如氢氧化铝或复方制剂、复方三硅酸镁、复方铝酸铋。

（2）收敛药：如鞣酸蛋白。

（3）促胃动力药：如甲氧氯普胺、多潘立酮、西沙比利等。

（4）降糖药：如甲苯磺丁脲、格列苯脲、格列齐特等。

（5）钙、磷调节剂：如阿伦磷酸钠、氯屈磷酸钠等。

（6）抗菌药物：如头孢拉定、头孢克洛、氨苄西林、阿奇霉素、克拉霉素、利福平等。

（7）广谱抗线虫药：如伊维菌素。

▶ 适宜餐中服用的药品

（1）降糖药：如二甲双胍、阿卡波糖、格列美脲等。

（2）抗真菌药：如灰黄霉素与脂肪餐。

（3）助消化药：如酵母、胰酶、淀粉酶。

（4）非甾体抗炎药：如舒林酸、吡罗昔康、美洛昔康等。

（5）助胆辅助用药：如熊去氧胆酸。

（6）抗血小板药：如噻氯匹定。

（7）减肥药：如奥利司他。

（8）分子靶向抗肿瘤药：如甲磺酸依马替尼。

（9）抗结核药：如乙胺丁醇、对氨基水杨酸钠。

▶ 适宜餐后服用的药品

（1）非甾体抗炎药：如阿司匹林、对乙酰氨基酚、吲哚美辛、布洛芬、双氯芬酸钠等。

（2）维生素：如维生素 B_1、维生素 B_2。

（3）组胺 H_2 受体阻断剂：如西咪替丁、雷尼替丁、法莫替丁。

（4）利尿剂：如氢氯噻嗪。

▶ 适宜睡前服用的药品

（1）催眠药：如咪达唑仑、艾司唑仑、地西泮、硝西泮、苯巴比妥等。

（2）平喘药：如沙丁安醇、二羟丙茶碱。

（3）调节血脂药：如洛伐他汀、辛伐他汀、普伐他汀、氟伐他汀、瑞舒伐他汀等。

（4）抗过敏药：如苯海拉明、异丙嗪、特非那定、酮替芬等。

（5）钙剂：如碳酸钙。

（6）缓泻剂：如比沙可啶、液状石蜡。

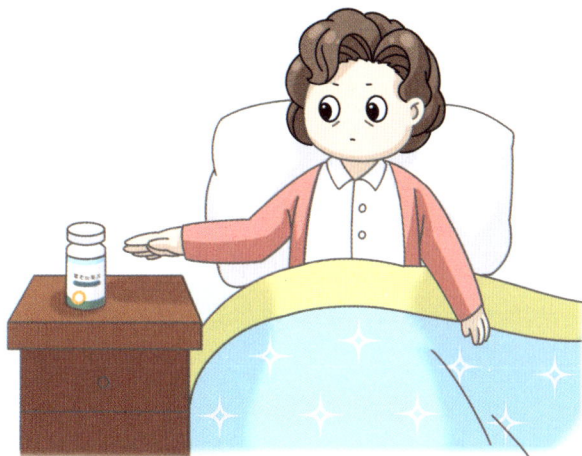

▶ 妊娠期妇女，使用哪种降压药物比较安全

对于妊娠期妇女，治疗高血压的目的是为了减少母亲的危险，但必须选择对胎儿安全有效的药物。应根据血压水平、妊娠年龄和来自母亲和胎儿的相关危险因素选择治疗方案。

当血压高于170/110毫米汞柱时，应积极降压，以防中风及子痫发生。可用药物有硝苯地平（10毫克口服，60分钟后必要时再给药）、拉贝洛尔（25～100毫克，静脉注射，15分钟后可重复）、阿替洛尔（100毫克，每日1次）等。但应注意：

（1）不宜使用普利类和沙坦类降压药，因其可能导致胎儿生长迟缓，羊水过少，新生儿肾衰，甚至引起新生儿畸形。

（2）不宜使用利尿剂，因其可减少血容量，使新生儿缺氧严重，除非存在少尿情况，否则不宜使用。

（3）可以使用 β 受体阻滞剂，但长期使用也应谨慎，因其有可能引起胎儿生长迟缓。

▶ 您对阿司匹林了解多少

阿司匹林是一种非常经典的药物，最初是作为非甾体抗炎药来运用的，水溶性，起解热镇痛作用，运用非常广泛。目前制成肠溶制剂，如拜阿司匹林。

阿司匹林作为环氧酶抑制剂起抗血小板作用，是抗血小板药的"基石"，对所有急性缺血性心血管事件者，如心肌梗死、心绞痛、缺血性脑卒中、一过性脑缺血发作等，若无禁忌，应尽快给予每天阿司匹林150～300毫克口服，1～7天后改为每天75～150毫克，长期维持。对所有冠心病或缺血性脑卒中者均应每天长期口服阿司匹林75～150毫克作二级预防。对阿司匹林过敏或不耐受者，可用氯吡格雷每天75毫克替代。

阿司匹林可导致胃溃疡和胃出血，长期服药前，对有溃疡史的患者，应检测和根除幽门螺旋杆菌。

▶ 心血管患者为何要戒烟、限酒

香烟不是好东西，这点大家都知道。烟草中含有许多有害物质，如烟碱、煤焦油、环芳香烃、一氧化碳等，严重危害人体健康，甚至40毫克或1滴纯液的烟碱就足以致死。吸烟与一些疾病，如恶性肿瘤、上呼吸道感染等都存在相关性，所以心血管患者应当戒烟。

酒的主要成分是乙醇，饮用后人体先兴奋，随后抑制中枢神经系统，并扩张血管，刺激或抑制肝药酶代谢系统，故心血管患者应限量。

男性每日饮酒精量不超过25克，即葡萄酒少于100～150毫升，或啤酒少于250～500毫升，或白酒少于25～50毫升；女性减半，孕妇禁饮。心血管患者应戒高度烈性酒。

▶ 口服药物如何合理送服

原则上，片剂都以开水送服比较合适，但也应该注意：

（1）预防心绞痛发作的药物如硝酸甘油片、麝香保心丸等应舌下含服，由舌下静脉吸收，不可咽下，不需要用水送服。

（2）某些治疗胃病的药物，如胃黏膜保护剂服药后在胃中形成保护膜，服药后1小时内尽量不要喝水，避免保护层被水冲掉。

（3）含有活菌类的药物，如培菲康、乳酶生等应用冷开水送服，因为超过70℃会导致活菌失活。

（4）不能用果汁送服，因为果汁（尤其是葡萄柚汁）会影响一种重要的肝脏药物代谢酶——CYP3A4的活性，导致药物代谢不畅，引起蓄积产生毒性。

▶ 血脂高了怎么办

血脂蛋白异常，是指血脂代谢发生紊乱、脂肪代谢或运转异常、血浆中一种或几种脂质浓度，包括总胆固醇（TC）、三酰甘油（TG）、低密度脂蛋白（LDL-ch）水平过高，或高密度脂蛋白（HDL-ch）水平过低。

血脂高了，并不可拍，要注意以下几点：

（1）轻症时采用非药物治疗的方式，减少饱和脂肪酸和胆固醇的摄入；减轻体重，坚持规律的体力劳动和运动；控制食盐的摄入，戒烟限酒。

（2）胆固醇超高时，首选羟甲基戊二酰辅酶A还原酶抑制剂（俗称他汀类降脂药，如辛伐他汀、普伐他汀、氟伐他汀、瑞舒伐他汀等）；三酰甘油超高，首选贝丁酸类降脂药（如非诺贝特、吉非贝奇等）；混合型的高脂血症，提倡2～3种作用机制不同的药物联合使用。

（3）服药期间需注意药物的不良反应，一旦有肝肾异常，需马上停药。

（4）联合用药时，可于晨起服用贝丁酸类药物而晚上服用他汀类药物，或隔日分别交替服用。

▶ 得了糖尿病，并不可怕

成人的空腹血糖应控制在6.1毫摩/升以下，餐后2小时血糖应控制在7.8毫摩

血糖大于
7.8mmol/L

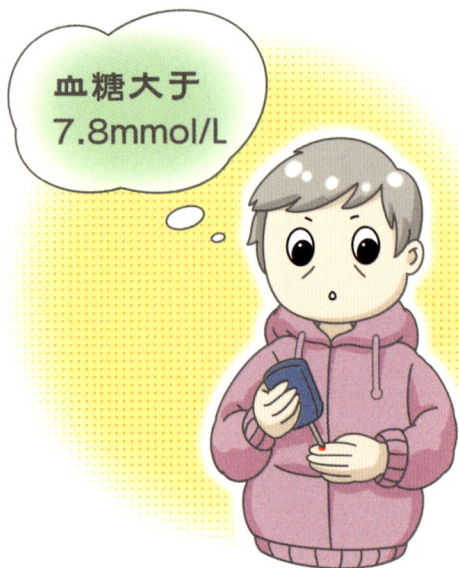

尔/升以下，老年人可以适当放宽。经耐糖实验（OGTT）检验——口服葡萄糖 75 克，于空腹、服后 0.5、1、1.5、2、3 小时抽血测定，空腹血糖大于 7.8 毫摩/升；2 小时血糖大于 11.1 毫摩/升者可确诊为糖尿病。

得了糖尿病，并不可怕。患者可以通过控制饮食、减轻体重、加强运动、血糖监测、健康教育、口服降糖药和（或）应用胰岛素来控制血糖。

可检验糖化血红蛋白（HbAlc），作为 2～3 个月内血糖控制状况的指标。

▶ 降糖药物，何时服用最为适宜

就餐和食物对口服降糖药的吸收、代谢、药效都有不同程度的影响。因此，降糖药应注意在不同时间服用。

（1）餐前 0.5 小时　此类药物有甲苯磺丁脲、格列苯脲、格列齐特、格列吡嗪、格列喹酮、罗格列酮、伏格列波糖、瑞格列奈等。

（2）餐中　二甲双胍、阿卡波糖、格列美脲等。应于就餐时随 1～2 口饭吞服，以减少胃肠道刺激，降低不良反应，增加患者依从性。

（3）餐后 0.5～1 小时　如罗格列酮、吡格列酮等胰岛素增敏剂。因食物对药物的吸收和代谢影响不大。

▶ 注射胰岛素，请注意要领

胰岛素是一种分子量约为 6 000 道尔顿的酸性蛋白质，按作用时间分为超短效、短效、中效、长效、超慢效等。在注射时，应注意以下几点：

（1）一般胰岛素在餐前 15 ～ 30 分钟注射比较适合，但不同情况时注射胰岛素的时间可以调整。例如甘精胰岛素（来得时）为超长效胰岛素，应在每天固定时间注射 1 次，一般以临睡前 30 分钟注射最为常见。

（2）注射后要立即就餐，可选择腹部注射，应稍深一些；注射后不能按时就餐，应选择上臂或臀部注射，注射浅一些；注射时血糖正常，可选择任何部位并正常就餐；注射时血糖偏低，可选择上臂或臀部，注射浅一些，注射后尽快进餐，提防出现低血糖。

（3）注射时应变换注射部位，2 次注射点间隔 2 厘米，以确保胰岛素稳定吸收。

（4）未开启的胰岛素应冷藏保存，不可冷冻。使用中的胰岛素笔芯不宜冷藏，可随身携带，但在室温下最长可保存 4 周。

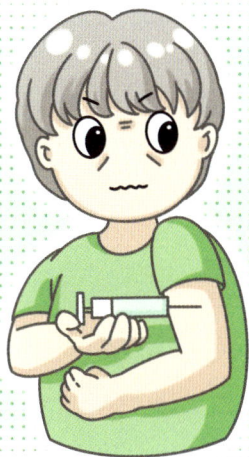

药到病除

——抗菌药物合理使用36计

频繁更换抗菌药物，大错特错

抗菌药物使用的四不原则

头孢菌素不能与哪些药物配伍使用

甲硝唑的使用注意事项

老年患者如何使用抗菌药物

……

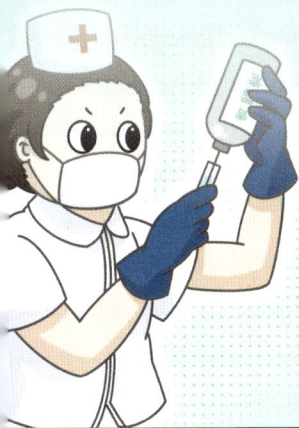

　　抗菌药物是指能治疗细菌、支原体、衣原体、立克次体、螺旋体、真菌等病原性微生物所致感染性疾病的药物，一般是指具有杀菌或抑菌活性的药物。

　　1928年，英国人弗莱明在试验中偶然发现了青霉素。这是人类医学史，乃至人类科学史的一次重大突破，一度让人们认为从此可以彻底战胜各种感染性疾病。抗菌药物问世以来，大大降低了人类感染性疾病的死亡率，拯救了很多生命，于是人们把它当成了治病的法宝。但随之而来的却是对抗菌药物认识和使用上的误区——自我诊断、选药、用药的现象日渐增加，而临床上抗菌药物甚至被作为治疗很多种疾病的常规药和必备药。

　　抗菌药物是一把"双刃剑"，滥用会诱发细菌耐药、引起菌群紊乱，各种严重后果，触目惊心。什么疾病需要使用抗菌药物，如何正确使用抗菌药物，患者使用抗菌药物需要注意哪些问题，如何做到安全、合理地用药日渐成为社会各界关注的焦点。

▶ 抗菌药物有几类

抗菌药物是具有杀菌或抑菌活性的药物，种类繁多。

　　（1）β-内酰胺类：青霉素类（阿莫西林），头孢菌素类（头孢呋辛），碳青霉烯类（亚胺培南-西司他丁），含酶抑制剂的β-内酰胺类（头孢哌酮-舒巴坦），单环酰胺类（氨曲南）。

　　（2）氨基糖苷类：庆大霉素、硫酸阿米卡星。

　　（3）喹诺酮类：莫西沙星、左氧氟沙星。

　　（4）大环内酯类：阿奇霉素、红霉素。

　　（5）磺胺类：磺胺嘧啶银、复方磺胺甲噁唑片。

　　（6）四环素类：多西环素、米诺环素。

（7）糖肽类：万古霉素、替考拉宁。

（8）噁唑烷酮类：利奈唑胺。

（9）硝基咪唑类：甲硝唑、奥硝唑。

（10）抗真菌药物：氟康唑、伏立康唑。

▶ 消炎药和抗菌药物，二者不能等同

（1）抗菌药物不直接对炎症发挥作用，而是对引起炎症的微生物起到杀菌或抑菌的作用。

（2）消炎药是俗称，是一种让身体解除警报，让免疫系统减少或停止攻击的药物。一般是指非甾体抗炎药，如阿司匹林等或糖皮质激素，如强的松等。

（3）抗菌药物仅适用于由细菌引起的炎症，而对由病毒引起的炎症无效。

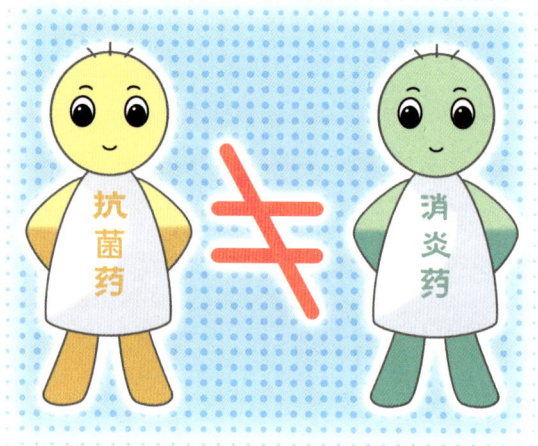

▶ 感冒不一定需要使用抗菌药物

（1）普通感冒又称上呼吸道感染，细菌和病毒都可能引起感冒，但是抗菌药物仅针对由细菌所引起的感冒而对病毒引起的感冒无效。

（2）一般感冒使用抗菌药物的步骤：第一步进行血常规检查；第二步判断白细胞总数是否升高，中性粒细胞分类是否增多；确诊后的第三步才是使用抗菌药物。

▶ 抗菌药物是否越新越好、越贵越好

（1）抗菌药物不是普通商品，并非"越新越好、越贵越好"。例如，红霉素是老

牌抗菌药物，价格便宜，对于军团菌和支原体引起的肺炎疗效显著，而价格高的碳青霉烯类抗菌药物在这类疾病治疗上反而不如红霉素效果好。

（2）选择正确药理作用的抗菌药物才能事半功倍，"老"药也能立新功。

▶ 抗菌药物治疗效果明显，是否可以随意停药或减量

（1）每种抗菌药物的治疗均有周期，不能随意停药，用药时间不足，可能使已经好转的病情发生反弹，所以应当在医生、药师的指导下服用抗菌药物，用足疗程。

（2）一般宜用至体温正常、症状消退后 72～96 小时，对特殊情况，应妥善处理。

（3）药物剂量过大容易引起毒性反应、过小则没有疗效。

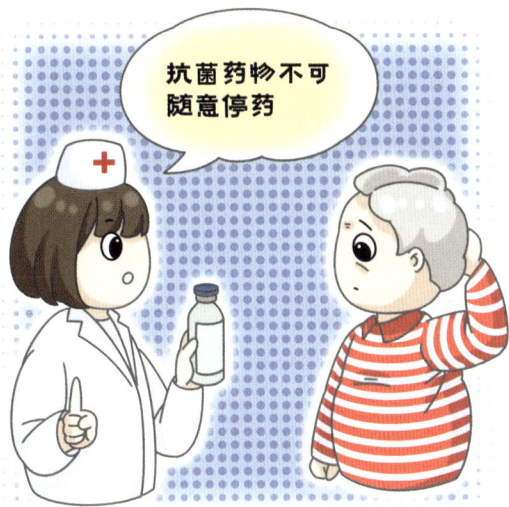

▶ 什么是浓度依赖性抗菌药物、时间依赖性抗菌药物

常见的抗菌药物包括浓度依赖性和时间依赖性两种：

（1）浓度依赖性抗菌药物：药物浓度愈高，杀菌作用愈强。此类药物通常具有较长的抗菌药物后续作用，即抗菌药物后效应，如喹诺酮类、氨基糖苷类。因此需要减少给药次数，增加每次给药剂量，乃至每日单次给药。

（2）时间依赖性抗菌药物：药物浓度在一定范围内与杀菌活性有关，杀菌速率达饱和状态后，当药物浓度继续升高时，其杀菌活性及速率并无明显改变，如 β-内酰胺类、大环内酯类、万古霉素，因此需要每日多次给药。

▶ **频繁更换抗菌药物，大错特错**

有些患者使用抗菌药物一二天无效便换药，使抗菌药物无法维持稳定血药浓度而失效。通常抗菌药物发挥功效的前提是药物在血液里的浓度达到有效水平，虽然立竿见影的效果不少见，但总指望输液后药到病除是不切实际的。

如果抗菌药物疗效不明显，先要考虑的是用药时间是否足够。提早换药，不光无助于病情的好转，而且会造成细菌对多种抗菌药物产生耐药性。

▶ **常见的抗菌药物不良反应有哪些**

抗菌药物能治疗细菌性感染的同时也可能引起很多的不良反应，主要包括以下几类：

（1）过敏反应：皮疹、皮肤瘙痒等。

（2）肝肾损伤：肝毒性（四环素、红霉素、林可霉素等）、肾毒性（氨基糖苷类、磺胺类、第一代头孢菌素类等）。

（3）血液系统反应：白细胞、红细胞、血小板减少。

（4）消化系统反应：恶心、呕吐、腹胀、腹泻和便秘等消化道反应。

（5）神经系统损伤：可表现为头痛、失眠、抑郁、耳鸣、耳聋、头晕等。

（6）二重感染：菌群失调所致。以老年人、幼儿、体弱及合并使用免疫抑制剂的患者为多见。

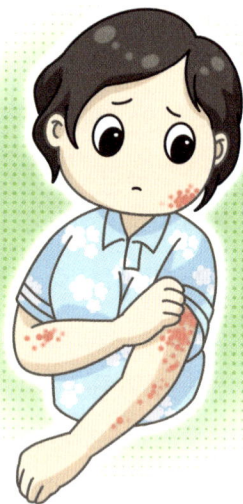

▶ **滥用抗菌药物，危害重重**

细菌感染类的疾病、围手术期的治疗，使用抗菌药物具有重要作用，所以抗菌药物经常被当成"灵丹妙药"，滥用问题也随之严重起来。事实上，中国1/3的残疾人属于听力残疾，而 60%～80% 的致聋原因与使用抗菌药物有关。抗菌药物滥用的后果有哪些呢？

（1）诱发细菌耐药。

（2）产生毒性反应。

（3）造成正常菌群失调，导致免疫力下降和医源性感染。

（4）造成感染的病原诊断失效。

（5）浪费医疗资源。

▶ 抗菌药物合理使用的环节，请牢牢记住

合理使用抗菌药物的目标是清除细菌、使疾病痊愈，减少耐药菌的产生，减少对人体的不良反应。那么，应该注意哪些环节呢？

（1）该不该用药？有无用药的指征。

（2）选药对不对？所选种类和品种是否合理。

（3）使用正不正确？给药方案正不正确。

▶ 使用抗菌药物需考虑的因素

抗菌药物是否使用，若需要使用，使用的种类、时间如何定？需要考虑以下因素：

（1）疾病本身：是否为感染性疾病？感染的部位？由哪种病原体引发感染？严重程度等。

（2）患者本身：是否为老年人、新生儿、儿童、孕妇、哺乳期妇女？是否有肝功不全、肾功不全、免疫功能缺陷等？

（3）药物治疗：药物能否达到感染部位？细菌对药物是否敏感？给药的途径、剂量、次数、疗程等。

▶ 如何合理使用抗菌药物

（1）上呼吸道感染及咽喉肿痛，咽炎等 80%～90% 是由病毒感染所致，无须

用抗菌药物。服用对症的药物，注意休息、足量饮水、或服用大剂量维生素 C 往往有效。

（2）正确认识抗菌药物的不良反应，做到"有的放矢"。

（3）新生儿、老年人、肝肾功能不全者，尽量少使用抗菌药物。

（4）预防性用药要严格控制，通常不宜常规用抗菌药物的情况：如普通感冒、麻疹、水痘等病毒性疾病；昏迷休克、中毒等应用肾上腺素的患者。

（5）尽量避免皮肤、黏膜等局部应用。

▶ 抗菌药物使用的四不原则

抗菌药物滥用会造成严重后果，要慎重使用；而抗菌药物使用种类、剂量、疗程都是由医生根据患者自身情况而定，并开具处方，不可随意更改。因此，对于患者而言，使用抗菌药物有四不原则：

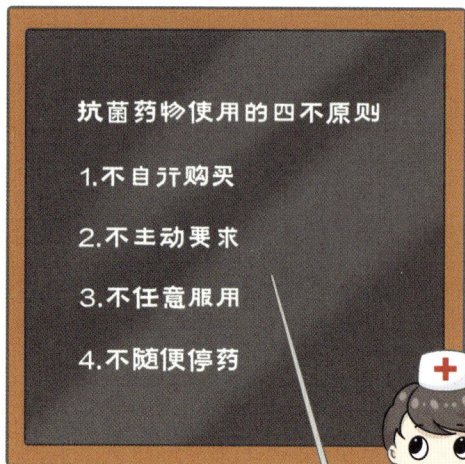

抗菌药物使用的四不原则

1. 不自行购买
2. 不主动要求
3. 不任意服用
4. 不随便停药

（1）不自行购买。

（2）不主动要求。

（3）不任意服用。

（4）不随便停药。

▶ 抗菌药物使用现状中，误区多多

抗菌药物的使用情况纷繁复杂，应注意避免出现以下误区：

（1）看病时，主动要求医生开抗菌药物。

（2）家庭药箱中常备抗菌药物，一旦感冒发热就服用。

（3）自行到药店购买抗菌药物。

这些都是不对的行为，我们不能犯"低级错误"！

▶ 宜空腹服用的抗菌药物有哪些

可较快达到血药峰浓度，食物会影响药物吸收的抗菌药物宜空腹服用：

（1）头孢菌素类：如头孢拉定、头孢克洛。

（2）大环内酯类：如罗红霉素、阿奇霉素。

（3）氟喹诺酮类：如诺氟沙星、左氧氟沙星。

（4）林可霉素等。

▶ 宜饭后服用的抗菌药物有哪些

抗菌药物并非都能空腹服用，以下两种情况的抗菌药物宜饭后服用：

（1）在胃肠道的吸收需要依赖食物的帮助，脂溶性药物在进食后服用可促进药物吸收，提高生物利用度，如头孢呋辛酯等。

（2）空腹比饭后服用吸收好，但有严重胃肠道反应的药物，如替硝唑、磺胺类等。

▶ 青霉素的使用注意事项

青霉素是常见的抗菌药物之一，作为广谱抗菌药物，青霉素对人体的毒性较低，但使用青霉素需要注意以下几项：

（1）青霉素的不良反应之一是过敏反应甚至过敏性休克，凡初次注射或停药3天后再用者，都应做皮试。一旦发生过敏性休克，应立即用肾上腺素、氢化可的松等药物抢救。

（2）使用大剂量青霉素可干扰凝血机制而造成出血，大剂量青霉

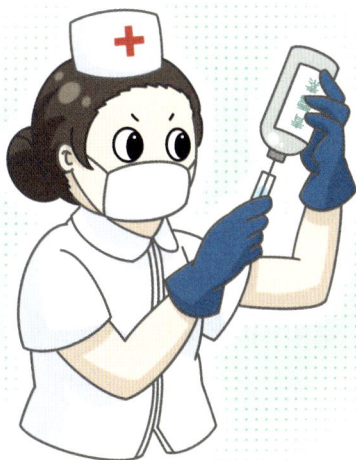

素还会导致中枢神经系统毒性，可产生抽搐、神经炎、大小便失禁，甚至瘫痪等"青霉素脑病"，因此不要随意加大剂量。

（3）青霉素类药物溶解后不宜长时间存放，应"现配现用"。

▶ 头孢菌素不能与哪些药物配伍使用

头孢菌素是临床上最常用的抗菌药物之一，抗菌谱广、抗菌作用强、耐青霉素酶、疗效强、毒性低、过敏反应少。

头孢菌素类药物与下列药物合用时易出现白色混浊，不宜合用或需间隔使用。包括氟喹诺酮类、氨基糖苷类、奥美拉唑、维生素 B_6、去甲万古霉素、氨溴索等。

▶ 左氧氟沙星（可乐必妥）使用时应注意什么

左氧氟沙星（可乐必妥）抗菌谱广、抗菌作用强，可用于肠道感染、社区获得性呼吸道感染和社区获得性泌尿系统感染。左氧氟沙星不能与下列药物合用：

（1）青霉素类，会使 pH 上升，影响左氧氟沙星稳定性，产生结晶。

（2）头孢菌素类，易引起白色混浊物。

（3）止血药，会使含量和 pH 产生变化，影响稳定性。

▶ 甲硝唑的使用注意事项

甲硝唑俗称灭滴灵，是治疗滴虫病的特效药，治疗阿米巴病的首选药，良好的抗厌氧菌类药物，亦是治疗口腔炎的良药。作为常见药，灭滴灵的使用需要注意以下几项：

（1）使用灭滴灵偶有恶心、呕吐、食欲不振、头痛、腹痛、头昏、心悸或排尿困难，一般无须特殊处理，停药后可消失。

（2）灭滴灵无肝脏损害作用，毒副作用小。但该药可通过胎盘到达胎儿体内，又能从乳汁中排泄，故孕妇及哺乳期妇女禁用。

（3）服药期间应禁酒，以免中毒，引发"双仑硫样反应"。

▶ 常见的需使用抗菌药物的疾病及其用药依据

（1）急性细菌性上呼吸道感染。

（2）急性支气管炎。

（3）肺炎：痰及血液病原菌培养和药敏试验提示为细菌性感染。

（4）急性感染性腹泻。

（5）尿路感染：患者有革兰氏阴性杆菌感染，可做药敏试验。

（6）软组织开放性损伤：患者合并感染。

（7）急性腹痛：患者多有革兰氏阴性杆菌感染，可能合并厌氧菌感染。

▶ 肾功能减退患者使用抗菌药物的注意事项

（1）尽量避免使用肾毒性抗菌药物，如氨基糖苷类（庆大毒素等）、磺胺类、头孢菌素类（尤其是第一代）、多黏菌素 B 等。

（2）药物使用的剂量与方法和患者肾功能减退程度及药物排泄途径密切相关。

（3）应根据抗菌药物体内过程、肾毒性、肾功能减退时患者所使用的抗菌药物剂量作相应调整，具体应遵医嘱。

▶ 肝功能减退患者使用抗菌药物的注意事项

肝功能减退的患者并不是不能使用抗菌药物，而是要根据药物的排泄途径相应调整，主要根据以下几项：

（1）肝功能减退患者通过肝脏或有相当量经肝脏清除或代谢，应避免使用此类药物。

（2）抗菌药物通过肝、肾两途径清除，严重肝病患者，尤其肝、肾功能同时减退的患者在使用此类药物时需减量应用，治疗过程中需严密监测肝功能。

（3）通过肾排泄，肝功能减退者不需调整剂量。

▶ 老年患者如何使用抗菌药物

一般对于老年患者按轻度肾功能减退情况减量给药，可用正常治疗量的 1/2 ～ 2/3。

青霉素类、头孢菌素类和 β-内酰胺类的大多数品种即属此类情况。

毒性低并具杀菌作用的抗菌药物优先选用！毒性大的氨基糖苷类、万古霉素、去甲万古霉素等药物应尽可能避免应用。

▶ 新生儿、小儿患者使用抗菌药物，应当注意哪些

（1）新生儿感染时应避免应用毒性大的抗菌药物。

（2）避免应用或禁用可能发生严重不良反应的抗菌药物，可影响新生儿生长发育的四环素类、喹诺酮类禁用，可导致脑性核黄疸及溶血性贫血的磺胺类药和呋喃类药避免应用。

（3）四环素可导致牙齿黄染及牙釉质发育不良，不可用于 8 岁以下小儿。

▶ 孕期、哺乳期妇女使用抗菌药物有哪些注意事项

（1）哺乳期妇女不宜使用的抗菌药物有：红霉素、庆大霉素、氯霉素、磺胺类、甲硝唑、替硝唑、氟喹诺酮类等。需慎重使用的抗菌药物有：克林霉素、异烟肼、链霉素等。

（2）怀孕的第 5～10 周，属"致畸高度敏感期"，禁用喹诺酮类、四环素类、氯霉素类抗菌药物。

（3）青霉素类、头孢菌素相对安全。

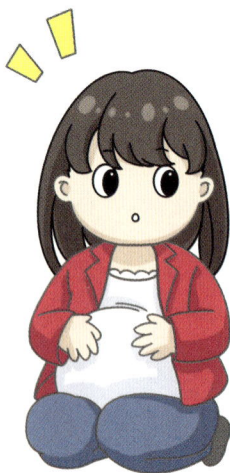

致畸高度敏感期

禁用

喹诺酮类、

四环素类、

氯霉素类抗菌药物

▶ 常见的抗菌药物使用无效，原因复杂多样，综合考虑为佳

（1）是否诊断有误，或所患疾病并非细菌感染，而是病毒所致。

（2）抗菌药物选择不当。致病菌与抗菌谱不符。

（3）抗菌药物给药途径不当，剂量不足，导致感染不能控制。

（4）抗菌药物不能到达感染部位，或药物到达病灶部位的浓度太低。

（5）抗菌药物联用不当。

（6）患者身体状况不佳，如营养不良、水电解质紊乱、酸碱平衡失调以及长期使用免疫抑制剂等。

（7）病原菌已产生耐药性，此时应根据血液培养及药敏试验选择敏感的抗菌药物治疗。

（8）可能混合细菌感染，如室内或院内病原菌存在，而导致重复感染或交叉感染等。

▶ 抗菌药物使用的四大建议，记住有大好处

（1）一般无须在家里自备抗菌药物，抗菌药物不是速效救心丸，自备没有必要，如遇感染及时就医即可。

（2）不要主动向医生要求开抗菌药物。

（3）抗菌药物使用剂量与疗程严格按照医生的医嘱，不宜过多或过少。

（4）五类常见的情况不要轻易使用抗菌药物：感冒、急性支气管炎、未明确原因的发热、非感染导致的腹泻以及非感染性"炎"症。

▶ 儿童服用抗菌药物，切忌见好就收

有些家长担心儿童使用抗菌药物会造成不良反应，常常随意停药。治疗儿童细菌感染性疾病，一定要遵循医嘱或按疗程使用抗菌药物，切不可见孩子病情稍有好转或症状消失就擅自停药，以免病情反复。一般情况下，轻中度感染患儿需要使用 5～7 天抗菌药物，重度感染患者需要使用 10 天抗菌药物。

▶ 广谱抗菌药物是"万能"的，该首选吗

既然广谱抗菌药物什么细菌都能对付，是"万能药"，干脆只用广谱的就可以了。

其实这是极其错误的说法。

治疗感染疾病最理想的用药方法应该是：

（1）根据引起感染的病原菌来选用窄谱、有针对性的抗菌药物。

（2）可以应用一种抗菌药物控制的感染则不联合使用其他抗菌药物。

（3）可用窄谱抗菌药物治疗感染时，则不用广谱抗菌药物。

（4）只有遇到严重的、由多种细菌造成的复杂感染时，才应积极选用广谱抗菌药物，或联合应用。

▶ 超级细菌不可怕，可怕的是不合理用药

"超级细菌"并没有大家想象中的那么恐怖，大家与其担心"超级细菌"，不如做好自我监督，做到安全、合理用药。"超级细菌"也是纸老虎。

日常生活中常见许多不合理使用抗菌药物的现象：感冒就用抗菌药物、不按时按量服药、盲目输液等。其实，使用抗菌药物，能口服就不肌内注射，能肌内注射就不输液。很多人担心口服抗菌药物起效慢，治疗效果差。事实上，静脉输液和口服药物效果基本一致。

▶ 腹泻了，需要服用抗菌药物吗

日常生活中，腹泻是常见的疾病，是否使用抗菌药物是有原则的。

（1）一般地说，一天腹泻超过6次、有浓血便、合并发热、老年人和婴儿的腹泻需要用抗菌药物。

（2）所有的腹泻中仅有30%需要用抗菌药物。大多数腹泻是由胃肠功能失调引起的，也有些腹泻仅是由病毒感染引起的，无须使用抗菌药物。

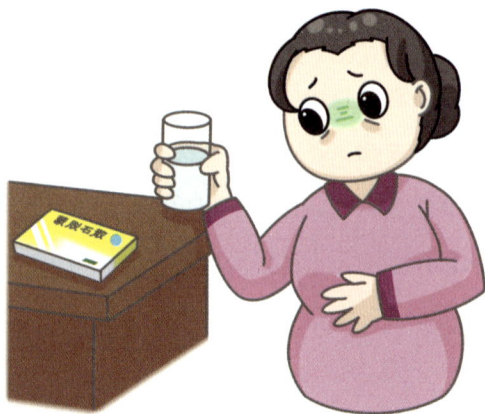

（3）正确的做法是：腹泻时多饮水，最好是淡盐水，也可补充 ORS（口服补液盐）。目的是补充水分，防止脱水和维持体内电解质失衡。食物上要吃容易消化的。

（4）可服用一些保护胃肠黏膜的药物如蒙脱石散，或用一些中药来调整肠胃功能。即使是细菌感染，等出现相对严重的情况再用抗菌药物也不晚。

▶ 咳嗽时，切忌乱用抗菌药物

咳嗽，是人体的一种保护机制，通过咳嗽可以清除人体呼吸道的垃圾，使机体恢复健康。大多数轻微咳嗽患者没必要口服止咳药，更用不着服用抗菌药物。

引起咳嗽的原因多样，很多并不是细菌感染引起的，如是病毒感染引发的，当然也就没必要服用抗菌药物，千万不要一咳嗽就吃抗菌药物，祛痰倒是应当首先考虑的问题。

因此咳嗽了，应及时找到病因，并在医生、药师指导下用药。

▶ 高血压患者慎用的抗菌药物

一些抗菌药物，如红霉素、利福平、异烟肼等单胺氧化酶抑制剂，若与香蕉、牛肝、柑橘、菠萝、腊肉、啤酒等富含酪胺的食物同服，会使酪胺难于水解灭活，蓄积以致刺激血管，导致血压上升，因而高血压患者慎用此类抗菌药物。

▶ 抗菌药物与降血脂药一起吃，有增加横纹肌溶解的危险

降血脂药与抗菌药物合用时可导致横纹肌溶解的风险增加，一般不宜合用。

（1）大环内酯类抗菌药物如红霉素、克拉霉素、罗红霉素等与他汀类降脂药如辛伐他汀、阿托伐他汀都是经肝脏代谢，两者合用会使他汀类药物血药浓度增加，导致发生横纹肌溶解的危险性加大。

（2）抗真菌药物伊曲康唑、酮康唑等与他汀类药物合用时对体内的代谢酶有明显的抑制作用，他汀类药物的代谢变慢，作用时间延长，有引发横纹肌溶解的可能。

▶ 抗菌药物合理使用的四句口诀

抗菌药物合理使用的四句口诀，朗朗上口。

（1）感染就诊要趁早。

（2）经典老药是个宝。

（3）轻易注射不可取。

（4）遵循医嘱最重要。

篇 五

好药必备

——老年人合理用药 36 计

老年人用药，剂型选择很重要

最易伤害老人的 10 种药物

老年人如何正确服用镇静催眠药

小剂量用药原则适合于老年人

老年人出门"备药"是好习惯

……

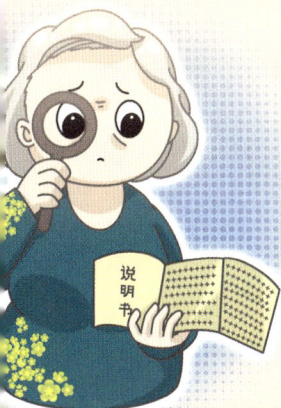

俗话说："父母在家游子忧。"今日中华，年轻一辈在外闯荡，拼搏事业之余，最放心不下的就应该是家里的老人了吧。父母老了，长年的辛劳，不断的付出，给健康带来了巨大的隐患。老年人身体功能逐渐退化，容易罹患多种疾病，尤其是长久不愈的慢性病。

水来土掩，病来药医。那谁来指导老年人的用药呢？老年人了解的药物知识普遍较少，在用药方法上偏向小道消息，人云亦云者有之，跟风吃药更是大行其道。殊不知，是药三分毒，用对药、用好药才能药到病除，用错药则会给健康带来极大危害。安全、合理地使用药物对于提高药物疗效、减轻不良反应、减少并发症的发生有着至关重要的作用。

那么，老年人如何能安全、合理地使用药物呢？首先，要对疾病有正确的认识，了解疾病的临床表现、严重程度等。能不用药尽量不用药，能少用药尽量少用药；其次，要了解治疗不同疾病药物的种类及其适用范围，正确选药非常关键；再次，正确的用药时间会直接影响到药物的疗效和不良反应，更需多加注意；最后，还需了解药物的相互作用、禁忌证、生活习惯与饮食习惯对药物疗效的影响等深层次的问题。

▶ 老年人的药物吸收大不同

（1）就胃肠道血流量而言，65岁以上的老年人会减少约40%，因此会大大减少和推迟药物的吸收。

（2）对于老年人来说，其胃肠道蠕动减少，排空速度变慢，药物在胃肠道停留时间延长，可能会造成血药浓度的波动。

（3）老年人十二指肠憩室发生率增加，导致细菌在小肠大量繁殖，引起葡萄糖、B族维生素、铁及钙吸收减少。老年人的吸收障碍，是造成铁、钙、维生素缺乏、营养不良的重要原因。

▶ 肝功能改变对老年人药物代谢的影响

肝脏是药物代谢的主要场所，老年人肝脏重量减轻，功能性肝细胞数量减少，会对老年人的药物代谢产生怎样的影响呢？

（1）慎重选用蛋白质结合率高的药物。老年人，特别是营养不良时，肝合成蛋白质的能力减少，易出现低蛋白血症，结果可使血中结合型药物减少，游离型药物增多，血药浓度增高，如哌替啶、吗啡、保泰松、地西泮、氯丙嗪、洋地黄毒苷、水杨酸盐等。尤其是同用几种药物时，由于竞争性结合，会导致药物血浆浓度增高或消除延缓而出现不良反应加大的情况。

（2）吸烟、饮酒、疾病、临床用药、饮食等诸多因素均会影响老年人的肝脏代谢功能。

（3）老年人在使用需经肝脏代谢的药物时更需考虑上述特点，例如可的松是在肝脏转化为氢化可的松而发挥作用的，所以应尽可能应用氢化可的松而不用可的松。

（4）老年人代谢药物的能力比青年人低，比如茶碱的代谢约要低35%，而阿普

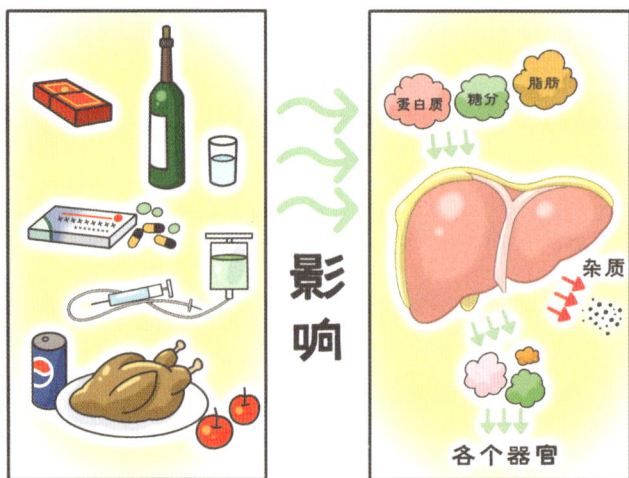

蛋白质　糖分　脂肪

影响

杂质

各个器官

唑仑、利多卡因、甲苯磺丁脲等的代谢率亦随年龄的增加而明显降低，药物半衰期延长，易在体内蓄积而产生严重不良反应。

（5）老年人在使用大环内酯类抗菌药物，如红霉素时，如与洛伐他汀、辛伐他汀、阿托伐他汀等降脂药物合用，会因肝功能的改变，导致他汀类药物血药浓度升高，增加横纹肌溶解的危险性。

因此，老年人在使用需经肝脏代谢，或血浆蛋白结合率高的药物时，应减少剂量，通常是青年人剂量的 1/3 ～ 1/2 为宜。

▶ 老年性疾病的特点是多病共存

老年性疾病是由于老年期机体内部各种组织的老年性变化及其修复能力减弱导致的脏器、组织、器官功能下降而形成的疾病。常见的老年性疾病有：动脉硬化、高血压、冠心病、高脂血症、脑卒中后遗症、前列腺增生、老年痴呆和肿瘤等。

从老年患者疾病类型不难发现，老年人患病的一大特点是"多病共存"。从治疗的难易程度来看，合并症越多，合并用药越多，药物不良反应的发生概率也越大。这些疾病起病缓慢，发病隐匿，不易察觉，如无痛性心肌梗死，无疹型带状疱疹等均是多见于老年患者。

合理用药、安全用药对于需要合并用药的老年人来说尤为重要。药学科普的奋斗目标：教导老年人如何安全、合理地合并用药，减少不良反应的发生、发展。

▶ "多用药、联合用药"，不一定适合老年人

老年人患病应分清轻重缓急，权衡利弊关系，能不用药时尽可能不用或少用药物。一般能不用药物治疗的疾病应尽量通过社会因素和心理因素的改善来治愈，如高脂血症患者，应强调首先调整饮食结构、改善生活方式、加强适当锻炼，而不是马上服用降脂药物。

对于诊断明确、必须用药的老年人，选用的药物必须是疗效确切、不良反应已知可控的药物，且剂量要小，种类要少，最好控制在 3 ～ 4 种。谨记，"多用药、联合

用药"，不一定适合老年人！

▶ 老年人常用的药物及其不良反应

（1）镇静药、抗抑郁药、血管扩张药、降压药和利尿剂均可引起体位性低血压反应。

（2）利血平可引起老年人中枢神经系统抑制、抑郁，甚至会因此而自杀，大剂量还可引起震颤麻痹。含有利血平的复方制剂包括：复方降压片、复方降压平、降压灵等。

（3）青霉素由肾小管分泌排泄，老年人分泌功能衰退，排泄减慢，易出现中枢神经系统的毒性反应，甚至可诱发癫痫及昏迷。

（4）铁制剂，如治疗贫血的硫酸亚铁，可因老年人的胃酸分泌减少而导致其吸收不足，疗效变差。宜同服稀盐酸、维生素 C 或增加剂量。

（5）吩噻嗪类药物，如氯丙嗪、奋乃静等所引起的永久性震颤性麻痹在老年人中的发生率较高，应尽可能避免长期应用或仅以小剂量维持。

（6）复方降压片、降压灵、珍菊降压片等复方制剂中均含有少量噻嗪类利尿剂，长期用药应充分注意其不良反应，防止电解质的丢失而导致低血钾症。

▶ 对于老年人而言，常见的有肾毒性的药物

老年人的肾功能降低，甚至有些是严重的肾病患者，对于有肾毒性的药物要慎用，而且相对于年轻人更应慎之又慎。

（1）抗菌药物：庆大霉素、卡那霉素等氨基糖苷类抗菌药物会引起肾损伤，万古霉素、两性霉素 B 等的肾毒性也较常见。

（2）非甾体抗炎药：俗称"镇痛药"，如消炎痛、布洛芬、保泰松、阿司匹林、氨基比林等。

（3）肿瘤化疗药物：顺铂、丝裂霉素-C、亚硝基脲类等。

（4）抗癫痫药物：苯妥英钠等。

（5）各种血管造影剂。

（6）其他：环孢霉素、别嘌醇、甘露醇、低分子右旋糖酐等。

▶ 对于老年人而言，常见的具有肝毒性的药物

肝脏是人体的重要代谢器官，老年人肝功能降低，对于具有肝毒性的药物需要谨慎使用，而且相对于年轻人更应慎之又慎。

（1）抗癫痫药及麻醉镇静药：苯妥英钠、吗啡、巴比妥类等。

（2）解热镇痛药：保泰松、复方阿司匹林等。

（3）抗菌药物：磺胺类、呋喃类、四环素类、红霉素类等。

（4）抗结核药：异烟肼、利福平等。

（5）抗精神病药：阿米替林、氟哌啶醇等。

▶ 老年人用药剂量与种类有什么讲究

根据老年人的多病共存、用药种类较多、易引起药物不良反应的特点，原则上用药时应注意"种类少、剂量小、口服宜"。

一般地说，老年人的服药剂量，应按年龄调整：即60岁用药剂量是成人用量的4/5，70岁用药剂量是成人用量的3/4，80岁用药剂量是成人用量的1/2。另外，从50岁开始，就应该考虑酌减药物剂量。具体情况应当综合考虑药物的理化性质和患者的基础水平来定。

如果不知道该采取何种用药量时，应按说明书提示的最小剂量开始服用，循序渐进。药物剂量多以"毫克"为单位，少数以"克"为单位。老年人

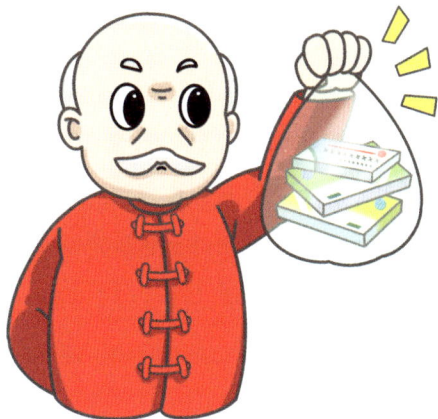

种类少
剂量小
口服宜

减量服用时，应认真查看药物的剂量单位，以免产生不良后果。

老年人在同一时间内服用 6 种药物，发生不良反应的比率约为 27%，且种类越多，产生不良反应的可能性也就越大。因此，罹患慢性器质性疾病的老年人用药种类应尽量减少，最好控制在 3 ～ 4 种，不要超过 5 ～ 6 种。且坚持"能口服就不肌注，能肌内注射就不输注"的原则。

▶ 老年人用药，剂型选择很重要

老年人用药容易产生不良反应，除需调整剂量之外，在选择药物剂型时也应从有利于老年人的健康方面着手。所有的药物在研制时，都会从生物利用度、经济成本等方面考虑来确定剂型，以期发挥最佳药效。例如，选择口服剂还是注射剂，选择普通剂型还是缓释、控释剂型等。

（1）临床出现了不少 1 片药或 1 粒胶囊含有二三种成分的复方制剂，如某些降糖药、降压药等，这对于方便老年人服药应该说是有利的，但应注意重复用药的问题，必要时应咨询医生或药师。

（2）应尽可能地选用每日 1 次服药方法的长效制剂，而不选需每日多次服用的短效制剂，以期提高老年患者的依从性。

（3）有不少药片或胶囊用铝膜气泡状包装，对手指不灵活的老年人可先破膜将药片取出放在普通瓶中，方便取服。但应注意避光和防潮的问题，必要时咨询医生或药师后再拆包装。

（4）老年人往往吞不下大药片，尤其是在口干或延髓麻痹的情况下。如果药片较小、较重、椭圆形则有利于吞咽。

（5）如果老年人不能吞服药片或胶囊，则可选用合剂、溶液剂、酊剂、酏剂、糖浆剂等。药液还可混合在食物里，此法特别适用于有精神障碍且不合作的老年人，如在温开水或汤里加入氟哌啶醇给药。但仍需注意食物对于药物药效的影响。

（6）一般情况下，能口服就不肌注，能肌内注射就不输注。但特殊情况下因注射剂进入人体的剂量比较容易掌握，可以优先考虑采用。例如，每天服用一粒维生素 D

防治老年性骨质疏松症时，如果老年人服药剂量不能保证，可选择注射 60 万单位一针的麦角骨化醇，以确保 6 个月内不会缺少维生素 D。

▶ 最易伤害老人的10种药物

据一项针对老年人用药的调查显示，51.33％的老年人每天服药，其中 18.74％的老年人每天同时服用 3 种以上的药物，2.52％的老年人同时服用 6 种以上药物。

殊不知，即便是老年人最常用的药物，也存在不小的潜在风险，尤其是当多种药物联用时。10 种常用且风险较高的药物包括：

（1）布洛芬：有胃溃疡、胃出血、肝损害的风险，忌超剂量服药。

（2）胰岛素：切忌自行加量，警惕低血糖，经常自测血糖。

（3）地高辛：心脏病用药，提防心律失常，注意安全剂量。

（4）硝苯地平：不良反应较大，低血压症状难分辨。

（5）扑尔敏：代谢时间长，老年人服用应剂量减半。

（6）地西泮：存在依赖性可能，半夜起床要小心。

（7）万古霉素：给药前和给药中应检查肾功能，根据肾功能减弱的程度来调节用药量和用药间隔，检测血药浓度，慎重给药。

（8）克林霉素：老年人慎用，可用头孢菌素代替。

（9）山莨菪碱：掩盖症状，长期使用有风险。

（10）华法林：治疗窗窄，应慎重选择剂量，用药初期需频繁监测国际标准化比值（INR 值）。

▶ 老年人服用以下药物，肾排泄量会减少

（1）抗菌药物：丁胺卡那霉素、庆大霉素、链霉素、妥布霉素等。

（2）心血管药物：卡托普利、地高辛、依那普利、N-乙酰普鲁卡因酰胺、喹那普利等。

（3）利尿剂：阿米洛利、呋塞米、氢氯噻嗪、氨苯蝶啶等。

（4）其他：金刚烷胺、氯磺丙脲、西米替林、雷尼替丁、锂剂等。

老年人的肾脏功能变化较为突出。当老年人使用以上只经肾脏排泄或主要经肾脏排泄的药物时，容易造成蓄积中毒，导致毒性反应的发生。所以，临床用药时，应权衡利弊，充分了解可能发生的各种反应及防治对策。剂量宜按生理、病理、病况而确定，疗程也必须适当。另外在用药过程中有做血常规、尿常规、血小板计数、肝和肾功能检查的必要。

▶ 购药走正规渠道，切忌轻信广告传销

现今社会，非法销售的伪、劣假冒药品以各种渠道在社会中偶有出现，而老年人是这些所谓的"良药"侵害的主要对象。因此，老年人应从正规的医院、药店选购药品，正规渠道的药品质量不仅有保障，还会有专业的医生和药师为老年人提供药品遴选的有关专业知识。

合法网站
遵照医嘱

若从网络购买，务必从合法的网上渠道购买，购买药品后勿忘索要购药凭据。

不要相信在街头兜售和到家里传销所谓药品和保健品的商贩，也不要通过电话和健康讲座购买药品和保健品。

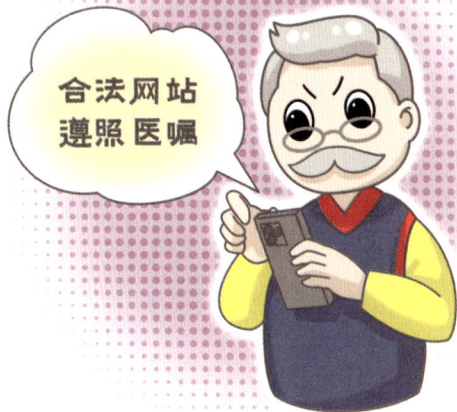

▶ 老年人服药期间应控制好个人嗜好与饮食习惯

老年患者用药期间尤其需要控制烟、酒、茶等嗜好以及日常饮食。

（1）吸烟可诱导肝微粒体药酶系统，从而增强如尼可刹米、咖啡因、喷他佐辛、

普萘洛尔等药物的代谢，导致血药浓度降低。吸烟亦可影响利多卡因、华法林等药物在体内的分布。所以香烟必须戒掉。

（2）酒亦是药物代谢酶的诱导物，可加速戊巴比妥、华法林、安乃近及甲苯磺丁脲等药物的代谢，且乙醇可与许多药物发生相互作用，最终导致药物药效降低，不良反应加大。有些药物如头孢菌素、华法林、甲硝唑、肝素、胰岛素更不能与酒同用，因为可能产生"双硫仑样"毒性反应，严重者会引发肝衰竭导致死亡。所以喝酒要限量（一般每天控制在 25 克以下，即白酒 25～50 毫升，红酒 100～150 毫升，啤酒 500 毫升，妇女减半，孕妇禁服），吃药时不喝酒。

（3）老年人服药，还是应该以温开水送服比较合适，但一些活菌制剂（例如培菲康、金双歧等）送服时水温不宜过高（一般不超过 40℃），以免活菌被灭活。

（4）铁剂和抗精神病药氟奋乃静、氟哌利多等不宜与茶饮料同服，因其能形成不易吸收的螯合物，产生沉淀，引发结石。

（5）牛奶中所含钙离镁离子会与四环素、多西环素等抗菌药物生成络合物而影响药物吸收，且会在药物表面形成覆盖膜，继而影响药物在体内的释放和吸收，并使药物的血药浓度不稳定。

（6）若要取得强心苷、降血压药的较佳疗效，需限制食物中的食盐的摄入。

▶ 老年人常见的10种慢性病，防胜于治，您了解吗

老年人是慢性病的主要高发人群，最常见的 10 种老年人的慢性病包括：

（1）高血压、高血脂、高血糖。

（2）糖尿病引发的并发症。

（3）冠心病：脑出血（脑阻塞）。

（4）慢性肾功能衰竭也称为尿毒症。

（5）贫血。

（6）慢性心力衰竭：常见病因是风湿性心脏病、高血压、缺血性心脏病、心肌炎、主动脉瓣狭窄或关闭不全、室间隔缺损、肺原性心脏病、肺动脉瓣狭窄等。

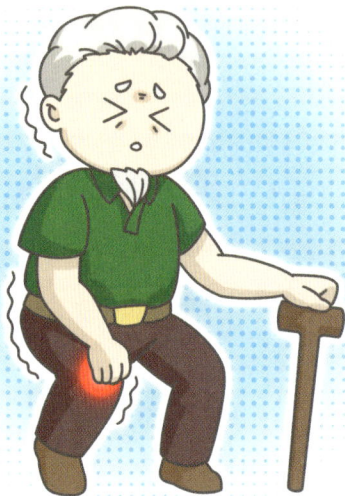

（7）消化性溃疡。

（8）类风湿性关节炎。

（9）肝硬化。

（10）骨质疏松。

我国近 5 年内，这 10 种疾病的老年人患病率增加了 18%。在增加了老年人个人经济负担的同时还给国家的医疗卫生保障体系带来了沉重的压力。所以说"防病胜于治病"，科普工作善莫大焉。

▶ 老年人高血压用药原则

目前常用的抗高血压药物有以下 5 类：利尿剂、钙离子拮抗剂（CCB）、血管紧张素转换酶抑制剂（ACEI）、血管紧张素受体拮抗剂（ARB）、β 受体拮抗剂和 α 受体拮抗剂。老年人使用降压药应注意些什么呢？

（1）在无危险因素及靶器官损害情况下，首选非药物治疗，通过控制体重、调节饮食，适量运动、舒缓压力等来控制血压。若 2～3 个月后血压控制仍不理想且有头痛、头晕等症状出现者应予以药物治疗；有危险因素及靶器官受损害的患者应及早进行药物治疗。

（2）药物治疗上应遵循合理用药、小剂量给药、缓慢增量、平稳降压的原则，个体化用药，避免跟风吃药、人云亦云，避免私降药物或骤然停药，以免导致血压反跳而引发危险。

（3）如选用单一种类的药物，应从小剂量起，密切观察疗效及不良反应，随时调整。症状控制不好时应采取联合用药的方式。

▶ 老年人降压应注意什么

（1）遵医嘱用药、不可擅自购买广告药品。

（2）老年人记忆力减退，易忘记服药，特别是老年痴呆、抑郁症、独居者应警惕误服或过量服药，家属或亲友需监督协助。对于住院患者，临床医师、临床药师、护士应全面担负起患者的合理用药工作。

（3）掌握老年人服药规律，平稳降压避免操之过急，导致血压骤降而发生危险。老年高血压不宜单一用药，应考虑联合用药，这样可以产生协同效应并减少每种药品的不良反应。

（4）不宜睡前服用降压药，服药后 2 小时为降压的高峰期，加之睡熟后血液循环减慢，血压相对平时有一定下降，两种情况共同作用下会使脑、肾等器官供血不足，容易诱发脑血栓、心绞痛、心梗等疾病。

（5）治疗方案应简单，选择药效好，不良反应小的药物（例如 CCB 钙离子拮抗剂、ARB 血管紧张素受体拮抗剂、β 受体拮抗剂等），服用剂量尽量避免每日 3 次等方式，最好每天 1 次或在早上和下午错峰服药。

▶ 老年人糖尿病的治疗方法

（1）避免作用较强的降糖药作为首选药，以免出现低血糖症状。老年人得的糖尿病大多数都是 2 型糖尿病，刚开始病情并不是太严重，没有必要选择药性太强的降糖药物。

（2）口服降糖药效果不佳时改用注射胰岛素。对于一些病程比较长的老年糖尿病患者来说，可能口服降糖药已经效果不明显了，这时候应当选择注射胰岛素，但仍旧可以合并口服降糖药物。

（3）定期检查肝、肾功能。糖尿病的并发症是非常多的，对多个器官都会造成损害，比如肝、肾、眼、血管、神经等。因此，患者要定期检查肝、肾功能，发现异常立即就医接受治疗。

（4）常规监测血糖保证不出现低血糖。老年人对低血糖的耐受力没有年轻人好，一旦出现低血糖后果相当严重。因此，老年糖尿病患者的血糖标准应当比年轻人宽松一些，一般地说空腹血糖低于 7.8 毫摩 / 升，餐后 2 小时血糖低于 11.1 毫摩 / 升即可。

▶ 老年人慎服镇静催眠药

很多老年人由于顽固性失眠不得不靠安定类药物来催眠，久而久之就与安定就成了"好朋友"，这种现象在中老年朋友中十分普遍。老年人觉得地西泮（安定）多服点无所谓，其实，长期使用镇静催眠药可形成一定的依赖性，是不妥当的。老年人肝肾功能会随着年龄的增加而减退，长期、大剂量吃安眠药可造成肝、肾功能衰竭，产生耐药性，同时引起精神障碍，诱发其他疾病。

（1）安眠药在体内大多是经过肝脏、肾脏代谢，长期服用会增加肝、肾的负担，甚至还会引起肝脏肿大、肝区疼痛、蛋白尿、食欲不振、腹胀、便秘等肝肾功能损害及胃肠道反应。

（2）有的安眠药还会导致精神不振、智力减退，血压下降等蓄积性中毒症状，甚至引起呼吸循环功能障碍等情况。

因此，老年人应用安定类药物应谨记：能不用尽量不用；用时也应从小剂量开始，循序渐进；睡眠改善后应逐渐减量乃至停药。

▶ 老年人如何正确服用镇静催眠药

（1）顽固性失眠或入睡困难者：可选用短、中长半衰期的安定类药物（如硝基安定、舒乐安定、佳乐定等）；早醒者可选用长半衰期的安定类药物（如地西泮、氟安定等），但是具体用法用量需要及时咨询相关医生、药师，切不可盲目自行服用或加量。

（2）失眠引起的内分泌失调和机体排毒功能下降：这种现象会导致循环系统不能正常运转。这类失眠患者可以使用一些安神和增强免疫力，调节内分泌的药物（如氨基酸片等），只有等到身体的循环系统正常了，失眠症状才会缓解，直至痊愈。

（3）长期用药的老年患者：不要违背老年人的意愿强行采取撤药的措施，从心理学层面上说有时候小剂量使用安眠药反而是必要的或有益的。减量时速度宜慢，有时候采取联合中药（例如乌灵胶囊、养血清脑颗粒及复方枣仁胶囊）治疗的方法往往会达到事半功倍的效果。

▶ 中医在治疗老年失眠问题上的建议

（1）辩证治疗，个体化给药。

（2）治疗失眠应以补肾为主，活血安神为辅，不要主次倒置。

（3）补益药物用量要适中，因为老年人对补益药物的吸收能力偏低，用量过大极易导致血脉不畅。

（4）药性应平和，如药性燥热则易伤阴耗血，偏于寒凉又易致伤阳碍胃，活血化瘀不应峻猛，否则亦伤气血。

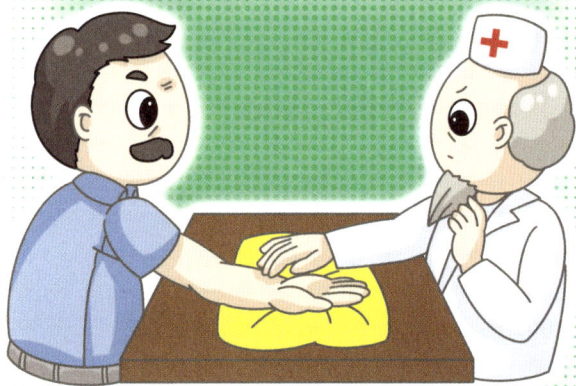

▶ 老年人补钙常见误区

随着年龄的增加，身体对一些微量元素、营养物质的吸收会降低，因而许多老年人会出现缺钙现象。老年人补钙很重要，但不正确的补钙会反而会影响身体健康。常见的老年人补钙误区有：

（1）一定要用药物补钙吗？最安全有效的补钙方式是在日常饮食中加大钙的摄入量。食物补钙（如牛奶、豆奶）比药物补钙更安全靠谱，不会引起血钙过量。"是药三分毒"！

（2）治疗骨质疏松，不辨病因不行。骨质疏松主要分为两大类，即原发性的骨质疏松和继发性的骨质疏松。不同类型的骨质疏松，治疗手段不一样，千万不能不加区分，一律补钙，否则反而会出现并发症。绝大多数老年人发生的骨质疏松属于原发性骨质疏松，这类老年人应该在医生、药师的指导下进行治疗，比如绝经期女性可补充雌激素等，盲目补钙大多没什么作用。

（3）补钙越多越好吗？许多老年人误认为，钙补得越多，吸收得也越多，对骨骼的保健就越好，其实并不是这样。通常，年龄在60岁以上的老年人，每天需要摄入800～1 000毫克的钙，过量补钙并不好，反而会引起并发症，如碱中毒、结石，甚至高钙血症，严重危害老年人健康。

▶ 老年人如何补钙吸收效果好

（1）补钙的时间要注意，最好饭后服用。吃完饭以后胃酸分泌是最充分的，钙在酸性环境中吸收率最高，一般建议在饭后0.5～1小时补充钙剂，且不要与奶制品同服。

（2）用少量多次的方法比较靠谱。人体每次摄入钙低于或等于50毫克时，钙的吸收率最高。所以补钙时最好少量多次服用，这样可以保证一天当中很多时间都有钙的补充且提高吸收率。

（3）要嚼碎服用。钙剂嚼碎以后药片表面积增大，这样有利于钙的吸收，当然前提是此钙剂可以嚼碎服用。

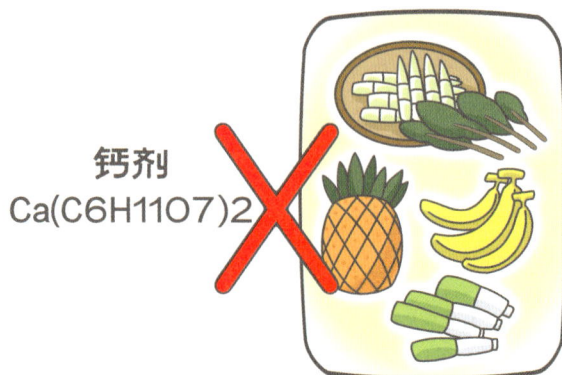

钙剂
Ca(C6H11O7)2

不可同服

（4）补钙时要多喝水。钙剂的吸收率有部分因素来自钙的溶解度，大量喝水在一定程度上提高了钙的溶解度，因此也就在一定程度上提高了钙的吸收率，且不易形成结石。

（5）钙剂不可与富含油脂的食物同吃。油脂分解之后形成的脂肪酸会与钙结合形成奶块，不容易被肠道吸收，最终随大便排出体外。

（6）钙剂不可与富含草酸根或磷酸根的食物、水果同服，如菠菜、茭白、竹笋、菠萝、香蕉等，以免形成非水溶性的草酸钙、磷酸钙沉淀物，影响药效。

（7）补钙的同时应注意促进机体合成足够的维生素 D，加大钙剂吸收，如多做户外运动、多晒太阳（在室内隔着窗户晒太阳是无效的，因为玻璃会阻断阳光中的紫外线，达不到促进机体合成维生素 D 的目的）、少喝碳酸饮料、咖啡、浓茶等。

▶ 老年性脚肿是什么原因引起的

脚肿是老年人常见的一种现象，引起脚肿的原因很多，不少还是疾病的先兆，因此一定要认真对待、正确处理。老年人出现脚肿主要有以下 5 种原因：营养性脚肿（进食减少、消化功能减弱）、特发性脚肿（与内分泌代谢有关）、下腔静脉性脚肿（下腔静脉回流不畅，一般单脚先肿）、功能性脚肿、全身性疾病引发的脚肿（心脏病、心功能减退、肾病患者等）。

此外，钠盐（即食盐，氯化钠）摄入过多、用药不当以及局部感染，如脚气病等也会引发脚肿。由于病因不同，老年性脚肿的临床表现有所不同。比如因痛风引起的脚肿，表现为大脚趾、脚跟及膝盖部分会突然红肿胀痛，关节发热，疼痛难忍；若是心源性疾病引发的脚肿，老年患者还会伴有心慌、气喘、憋气等症状的出现。

所以，老年人出现脚肿，应该第一时间去医院检查，找出原因，对症下药。

▶ 老年人便秘了怎么办

老年人出现长期便秘应该不算什么重病，但却让人头疼不已。有人说，我水果不停吃，带油的、会上火的都很少碰，为什么还会便秘呢？其实改善便秘的症状光用药是不够的，在日常生活上可以从以下几个方面展开：

（1）加强体育锻炼。没有锻炼习惯的老年人要比坚持锻炼的老年人罹患便秘的概率高很多，尤其是那些中风瘫痪、股骨颈骨折等卧床不起的老年人，更容易引起便秘。当然，运动应该适量，以运动后不感到劳累为前提，有时剧烈运动反而不利于健康。

（2）增加粗纤维食物的摄入。对老年人来说，由于牙齿脱落、咀嚼不便，所以喜欢吃低渣、精细的食物，这样会造成粗纤维缺乏，便秘当然很容易产生。

（3）食疗治便秘。如排骨或腿骨 500～1 000 克，炖煮 50 分钟后，加白萝卜、胡萝卜适量，煮熟后，便秘患者加食盐及其他调味品适量服用。

（4）按摩、敲打后背。疲劳时，两手握拳轻轻敲打后腰，既可缓解腰酸背痛又能刺激胃肠道蠕动。

长期的便秘对于身体健康非常不利，可以引起很多疾病的发生，如痔疮、肛裂等，更严重者还可以诱发心绞痛、脑出血、胃肠功能紊乱、肠癌等。可以说，便秘是危害中老年朋友身体健康甚至生命安全的一个潜在杀手。所以，应该在日常生活中加强便秘的预防和治疗。

▶ 老年人用药需勤加记录，联合用药更要谨慎

安全用药有一种说法，"能不用药就不用，能少用药就少用"。但老年人患病较多、较为复杂，有时需要用多种药物。多种药物同服可能会产生相互作用，导致药物的药效降低、毒性增强、甚至诱发严重的不良反应，产生伤害。

老年人最好将服用的药详细记录在本子上，列出药品名称、用法

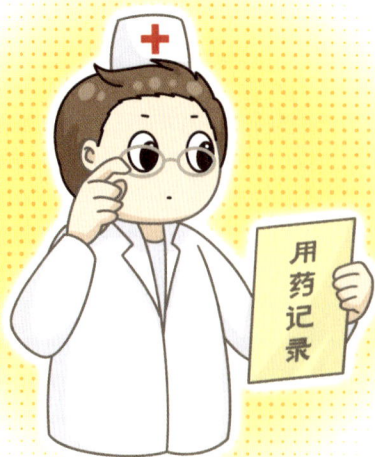

用量、服药时间等，这样好处多多：

（1）避免多服、漏服、误服。

（2）就诊时将用药记录带给医生看，以便医生根据患者的病情调整用药或剂量，还能避免医生在不知情的情况下重复用药。

（3）药物咨询时，有利于药师了解老年人的既往用药史，提供合理用药、安全用药建议，有助于病情的改善。

▶ 老年人用药咨询，切忌轻信广告

当今社会信息发达，各种药品宣传广告形式多样，老年人不易分辨真伪。老年人在选择药品时，最好咨询正规医疗机构的医生和药师。现在大部分的医院药房均设有用药咨询窗口和药学门诊，药店有执业药师，让专业的药师来帮您。

不要相信广告中所谓的"祖传秘方、高科技、权威专家认证、安全无不良反应、纯天然绝不含西药、无效退款、保险公司保险、免费赠送、有奖销售"等蛊惑性宣传。

▶ 老年人患急病应有优先治疗的原则

老年人经常患有多种慢性疾病，因而会有长期服用药物史。为避免同时使用多种药物，当突发急症时，应当确定优先治疗的原则。

（1）急病急治，慢病慢治。

（2）高热或急性胃肠炎时，应优先治疗这些急症，暂停使用降血脂或软化血管等药物。

（3）突如其来的心脑血管急症发作时，暂停服用慢性胃炎或治疗前列腺肥大的药物。

▶ 老年人，经验用药要当心！跟风吃药不可取

用药依从性对老年人慢性病的治疗非常重要。依从性也称顺应性，是指患者用药、饮食和运动等行为与医务人员建议相符的程度。简单地说，好的依从性就是患者

尽可能按照医生和药师的指导服药。

当老年人看到别人用某种药物疗效很好，或听到亲朋好友推荐某种治疗方法时，一定不要简单地照搬他人的经验，跟风吃药、跟风治疗不可取。每个人都存在基础水平、个人体质和疾病病症的差异，尤其是患有慢性病的老年人，跟风治疗有产生用药安全风险的可能。若想参考他人的用药经验，一定要先咨询医生或药师，看是否适合自身的个体情况。

▶ 老年人用药要养成细读说明书的习惯

药品说明书和外包装上的信息是很好的用药指导，在购得药品后，一定不要将药品的外包装和说明书随意丢弃。老年人应养成用药前细读说明书的习惯，即使说明书字体小（事实上现在已经开始推广大字体的说明书了），书写烦琐，也一定要想方阅读清楚。尤其是在使用非处方药物（OTC药物）时，一定要严格遵照说明书的用法用量服药。阅读药品说明书不要怕麻烦，重点要看：

（1）药品名称、剂量规格、用法用量、适应证（治什么病的）、禁忌证（什么病症不能用）。

（2）用药后可能会发生哪些不良反应、有哪些需要注意的事项，药品应当如何安全存放（温度要求、贮藏条件）。

（3）看清药品包装盒上的有效期，以防药品过期失效。

老年人阅读说明书有困难时，可以向医生、药师或家人求助，要明明白白用药才能彻彻底底保证自身的安全。

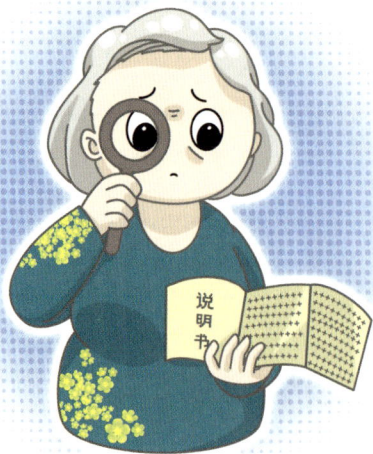

▶ 老年人用药不良反应需重视，及时应对很重要

随着老年人生理功能的日渐衰退，药物在机体内的吸收、分布、代谢和排泄与年轻时大不相同，且老年人用药品种多，用药时间长，更容易诱发药物不良反应。老年人用药时建议做到以下几点：

（1）老年人要定期到医院随访、复查，及时发现问题，进行用药调整。这样既可保证药物治疗的效果，又可防止严重不良反应的发生。

（2）长期用药的老年慢性病患者，建议一般每 3 ~ 6 月可复查 1 次。以糖尿病为例，复诊时应检查空腹血糖、餐后 2 小时血糖和糖化血红蛋白（HbA1c），其中糖化血红蛋白能够非常直观地体现 2 ~ 3 个月内血糖的平均控制水平。

（3）不良反应是药物本身具备的属性，要正确看待药物的不良反应，一般认为不良反应已知和可控是用药的前提。用药后，如出现不良反应，应请医生或药师帮助评价药物疗效和不良反应之间孰轻孰重，权衡利弊，以判断是否停药，不要看到说明书中写的不良反应多就认为药物不好，更不能私降药物或自行停药。

▶ 老年人用药的时间有讲究

药品要最好的发挥疗效，正确的服药时间有讲究！根据时辰药理学的原理，选择最合适的用药时间进行治疗是一种原则，因为疾病、药代动力学、药效学都存在昼夜节律的变化：

（1）许多疾病的发作、加重与缓解具有昼夜节律的变化（如变异型心绞痛、脑血栓、哮喘常在夜间出现，急性心肌梗死和脑出血的发病高峰在上午）。

（2）药代动力学有昼夜节律的变化（如白天肠道功能相对亢进，因此白天用药比夜间吸收快、血药浓度高）。

（3）药效学也有昼夜节律的变化（如胰岛素的降糖作用上午大于下午）。

举例来说，抗心绞痛药物的有效时间应能覆盖心绞痛发作的高峰时段。变异型心绞痛多在凌晨 0 时到早晨 6 时发作，因此主张睡前用长效钙拮抗剂。而劳力型心绞痛多在上午 6 时到 12 时发作，因此应在晚上用长效硝酸盐、β 受体阻滞剂及钙拮抗剂。

▶ 小剂量用药原则适合于老年人

老年人除维生素、微量元素和消化酶类等药物可以用成年人剂量外，其他大部分药物都应低于成人剂量。用药剂量上，应该根据老年患者的年龄和健康状态、基础水平、体重、肝肾功能、临床情况、治疗指数、蛋白结合率等具体分析，能用较小剂量达到治疗目的的，就没有必要使用大剂量。所谓小剂量，可以是开始时小剂量，也可以是维持治疗时的小剂量，这主要与药物类型有关。

对于需要使用首次负荷量的药物（利多卡因、部分抗菌药物等），为了确保迅速起效，老年人首次可用成年人剂量的下限。而对于其他大多数药物来说，小剂量原则主要体现在开始用药阶段，即开始用药就从小剂量（成年人剂量的1/5～1/4）开始，缓慢增量。以获得更大疗效和更小不良反应为准则，探索每位老年患者的最佳剂量。谨记：老年人用药，循序渐进是安全、有效的保障。

▶ 老年患者长期服药需要进行肾功能监测

近年来，老年人高血压、糖尿病、高血脂等慢性疾病患病率逐年攀升，在慢性疾病基础上如合并肾脏疾病还会使得老年患者死亡风险倍增。其实，部分抗菌药物以及速效感冒药、止痛片等非类固醇类药物对老年人的肾脏有很大的损害作用。因此，老年人切忌随意服药，若需长期服药，需定期监测肾功能。

（1）用药前检查肾功能和尿常规。血中尿素氮和肌酐值的上升通常初始时没有任何症状出现，建议老年人每年的常规体检中应当加入血尿素氮和肌酐检查。

（2）同类药物尽量选择毒性小的。老年人不要盲目迷信药物，特别是中药，所谓"神医"开出的偏方、土方更是不靠谱。是药三分毒，任何药物都可能对肾脏造成损害，中药也是这样的。

（3）肾功能有变化时应及时调整剂量，服药期间勤喝水，密切观察肾功能。

▶ 用药提醒的小药箱，非常方便老人服药

按时、按量用药是保障老年人慢性病药物治疗效果的重要环节。时断时续地服

药，漏服后擅自加服可能造成药物在血液中的浓度大幅波动，是不可取的。不要心急治病，更不要误认为剂量大些，病就好得快些，而随意加大剂量。特别是不要病情稍有好转，就认为可以自行减量或停药。

老年人记忆力减退，可做一些用药提醒或用药记录，或用星期（分装）药盒摆放常用药以防止漏服。药盒不仅可以定时提醒老年人用药，

早中晚分装，按时服药

而且还可以提前将药品进行剂量分装，避免老人错服、少服、漏服。

注意，老年人一旦漏服了药物应及时补服，但如已经接近下一次给药时间就不要再补服了，应该按照原来的剂量服药，切忌不要服用双倍的剂量。

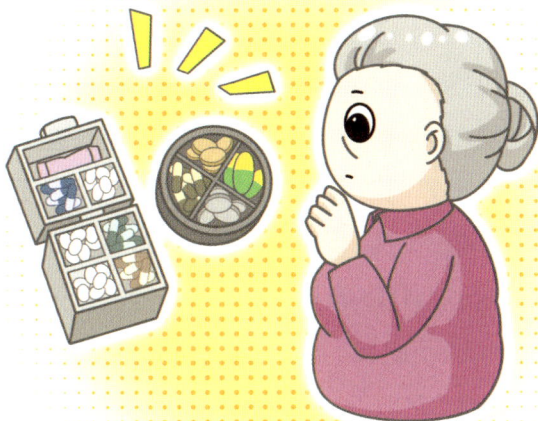

▶ 老年人出门"备药"是好习惯

老年人外出时，要常备一些急救药品以防万一。老年人在较长时间外出前，应做好预防"意外"的充足准备，尤其应注意基础疾病和突发疾病的备药。

（1）可以带适量的晕车药、外伤药、感冒药、防暑药、安眠药等，还需注意药品的有效期和贮藏条件。

（2）有慢性病的老年人除带好常服的药品外，还应备些特殊的急救药品，如心脑血管病患者随身携带硝酸甘油片，哮喘患者随身携带气雾剂，癫痫患者随身携带抗癫痫药，糖尿病患者带好糖果以备低血糖时应急等。

（3）建议老年人外出时最好随身携带一张"急救卡"，注明姓名、住址、亲属电

话、所患疾病、急救药存放位置、使用说明等。有时小小一张卡会起到很好的应急保障作用。

▶ 老年人，您的家用药箱定时清理了吗

老年人通常患有一些慢性病，需要长期服药，而家庭小药箱是常用药的"家"，如果"小药箱"中的药品存放不当，反而会威胁健康，所以应该定期清理。

家庭药箱管理的核心是有效期管理，既可以防止误服过期药品而产生危害，又可以防止药品过期造成浪费，建议每3个月定期检查、整理一次家庭药箱。一定不能服用过期和变质的药品。以下是整理家庭药箱的"三部曲"和注意点：

（1）挑出过期药。过期药品不仅药效降低，延误病情，还可能发生严重的毒副作用，千万不能服用。

（2）整理散装药。对于打开包装却没吃完的药片或胶囊，如果有效期不明确，或可仔细观察下药品的性状，如发现性状改变或怀疑变质的应弃用。

（3）根据需要及时配备新的药品，先进先出。

老年人配备的家庭药箱还要注意：药物的品种和数量不宜过多；内服和外用药分开；容易串味的药品（如麝香保心丸、外用膏药等）应单独放置；避光放在阴凉干燥处，阳光直射不可取；不要到处随意放置药品，避免让儿童轻易拿到后误服；如条件许可最好建立药品档案。

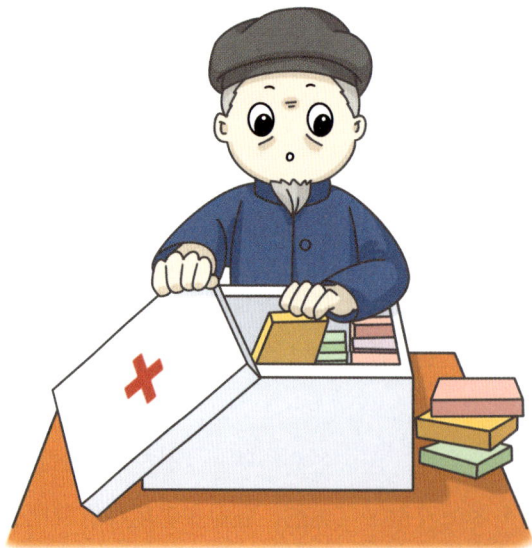

黄金抢救

——急救合理用药36计

严重咳嗽，您知道怎么用药急救吗

呕血、便血要重视，急救药物需熟知

呕吐，急救常用药的禁忌知多少

硝酸甘油片，您吃对了吗

麝香保心丸，您该知道这些

……

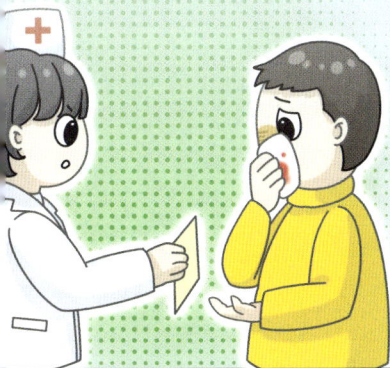

随着社会经济的不断发展，个人竞争压力的不断加大，都市人的健康状况不容乐观，应急事件也频频出现。事实上应急事件离我们每个人并不遥远，数据显示，心源性猝死发生率为每 10 万人中出现 41.84 例。依此推算，我国每年约有近 60 万人发生猝死，相当于平均每天 1 500 人之多，数据触目惊心，频频出现过劳死、猝死等新闻报道亦不足为奇了。

有人认为急救可能只是与医院、医生有关，很多急救药物也只是在患者昏迷、抢救等应急情况下才会由医生负责开具并使用。其实不然——有人吃饭噎着了导致窒息，有人严重咳嗽数天后死亡，有人心梗发作错过了黄金抢救时间……其实这些悲剧都是可以避免的，生命脆弱但可以挽救。在很多急症的发生、发作、发展过程中，学会自救并合理、安全地使用急救药物至关重要。事实上，猝死率的降低可能来自平时的点滴积累。

众所周知，备好急救药物并合理、安全用药与采取适宜的抢救措施同等重要，更是抢救成功的先决条件。急救药物，同时与其他治疗措施配合应用，可以提高患者复苏的成功率，减少脑部缺氧损害，提供生命支持。这类药物起效快、量效关系明确、对于急危重患者的抢救很重要。如何正确处理急症发作，如何正确使用急救药物，日益受到社会各界的关注。

▶ 严重咳嗽，您知道怎么用药急救吗

咳嗽是一种保护性的反射，更是人体重要的防御机制，通过咳嗽能够清除咽部和整个呼吸道内的分泌物或是进入气道的异物，同时还具有清除呼吸道刺激因子、抗感染的作用，事实上轻微的咳嗽是对人体有益的。但剧烈、频繁的咳嗽可使致病性分泌物播散，从而引起疾病地传播，还会影响人们的休息与睡眠，绝对是有害的。

咳嗽是最常见的临床症状之一，针对剧烈的咳嗽应采取相应的急救药物来进行

治疗：

（1）中枢性镇咳药：直接抑制延髓咳嗽中枢而产生镇咳作用。

1）依赖性镇咳药。可待因、福尔可定。可用于各种原因所致的剧烈干咳和刺激性咳嗽，尤其是伴有胸痛的干咳。

2）非依赖性镇咳药。右美沙芬、喷托维林、右啡烷。这类药物在临床上应用最为广泛，适用于感冒、急性或慢性支气管炎、支气管哮喘、咽炎、肺结核以及其他呼吸道感染所引发的咳嗽。

（2）外周性镇咳药：苯丙派林、莫吉司坦、那可丁。通过抑制咳嗽发射弧中的感受器、传入神经、传出神经以及效应器中的任意环节而起到镇咳作用。

（3）复方制剂：包含镇咳、祛痰、抗过敏等药物组分的复方制剂，临床应用较多，如复方甲氧那明（阿斯美）、可愈糖浆、复方甘草合剂等。注意：复方甘草合剂的流浸膏含有乙醇（酒精），喝了之后不能马上开车，否则有可能被查出酒驾；甘草合剂不能与头孢菌素（如头孢拉定、头孢丙烯等）同服，否则会诱发"双硫仑样"毒性反应，尤其是老年患者；阿斯美不建议与红霉素类制剂（如罗红霉素肠溶胶囊）合用于呼吸道感染，有用药过量的可能。

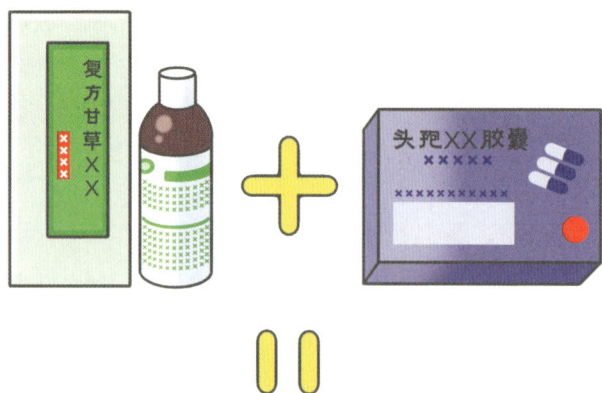

"双硫仑样" 毒性反应

▶ 咯血，可大可小，要充分注意

咯血是指咽喉及咽喉以下呼吸道任何部位的出血，血液是经口腔排出。引起咯血的原因很多，包括呼吸系统疾病、循环系统疾病等，应及时对引起咯血的原因进行判断并作对应处理、治疗、用药等。

（1）小咯血：若患者仅为痰中带血或咯几口鲜血，不要紧张，应针对不同病因进行治疗，以口服止血药物为主，如卡巴克络（安络血）、云南白药，同时进行镇静、止咳。

（2）中等量或大量的咯血应及时就医，由医生使用止血药如垂体后叶素、促凝血药、肾上腺糖皮质激素，血管扩张药等进行治疗，需要注意预防发生呼吸道阻塞，必要时支持生病体征。

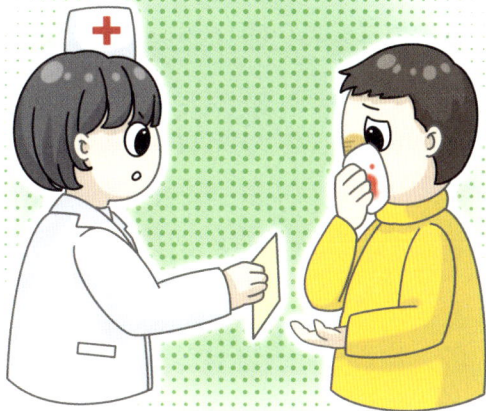

▶ 呕血、便血要重视，急救药物需熟知

消化道出血可以表现为呕血，也可以表现为便血，或者两者同时存在。呕血是上消化道疾病或全身疾病所引起的急性上消化道出血的主要症状，血液经口腔呕出。

便血是下消化道出血，血液由肛门排出，便血颜色呈鲜红、暗红或黑色。少量出血不会造成粪便颜色的改变，需经隐血试验才能够确定，必要时可以采取肠镜检查。常见的急救药物有：

（1）血管加压素：可用于上消化道出血，对中、小型出血有效，大出血时须配合气囊填塞。

（2）生长抑素：用于食管胃底静脉曲张出血。

（3）止血药物：一般不推荐使用止血药和抗纤溶类药物，对凝血功能障碍者、肝硬化患者，可给予一般止血药物。

（4）血管扩张药：用于食管胃底静脉曲张出血。

（5）血管活性药物：血容量不回升的情况下应选用该类药物维持血压。

▶ 呕吐，急救常用药的禁忌知多少

呕吐是指通过胃的强烈收缩迫使胃内或部分小肠内的内容物经食管、口腔排出体外的现象，为急诊常见的疾病。那么，常用治疗呕吐的药物有哪些，存在什么禁忌呢？

（1）甲氧氯普胺（又名胃复安、灭吐灵）：对于癫痫患者，其症状发作的频率与严重性均可因胃复安的用药而增加；胃肠道出血、机械性肠梗阻或穿孔的患者，可因为用药而使胃肠道的动力增加；不可用于因行化疗和放疗而呕吐的患者，也不应用于孕妇止吐。

（2）多潘立酮（吗丁啉）：是治疗恶心呕吐的经典药物，并非助消化药物。偶有短暂性、轻度腹痛痉挛，不可长时间大剂量用药，因为有可能引发心脏毒性等不良反应，一般在饭前 15～30 分钟服药。

（3）昂丹司琼：用于治疗和预防癌症患者接受化疗和放疗后引起的恶心、呕吐。胃肠道梗阻的患者禁用。

▶ 腹痛腹泻，用药误区需谨记

了解急救常识会对我们的健康提供保障，但事实上目前大众在急救常识方面的知晓度实在是太低了。另外，在家庭急救药品使用上存在着诸多误区，在急性腹痛和腹泻方面，日常用药上应该注意：

（1）腹痛腹泻不要急着用药，对因治疗才是正途，乱用药反而会引起更大的问题。

（2）急性腹痛忌服用止痛药，以免掩盖病情，延误诊断，应尽快去医院就诊。

（3）腹泻患者切忌乱服止泻药。在未对抗感染之前乱用止泻药，会使毒素难以

排出，从而使肠道炎症加剧。应在使用抗菌药物如痢特灵、黄连素（盐酸小檗碱片）、氟哌酸等之后再用止泻药为宜，如易蒙停等。

▶ 引起腹泻的原因多样，药物要用对

腹泻是指与日常生活方式有关的排便次数和粪便量增多、流体性增大的一种现象。发生腹泻时应积极寻找病因，并正确治疗。

（1）停食相关可疑的食物或药物。

（2）若合并有恶心、呕吐等胃肠道症状，尽可能选择胃肠道不良反应小的药物。

（3）一般可以使用黏膜保护剂如双八面体蒙脱石散（思密达）、硫糖铝等。慢性腹泻可以服用微生态类制剂如双歧杆菌三联活菌（培菲康），但注意该类药物需要放在冰箱中冷藏保存，服药时用水温不超过40℃的开水送服，以免活菌灭活。

（4）急性腹泻需要及时补充液体和电解质（喝些含有电解质的饮料，如"脉动"其实是不错的选择），以纠正身体的脱水状态。

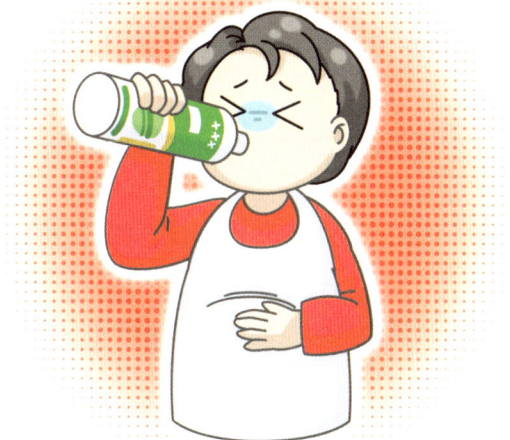

▶ 老年人起床，需遵循"三步曲"

人上了年纪，身体就容易出现问题，尤其是在早晨起床的时候，时常会有意外发生，因为早上6～9时是心血管不良事件的高发时间段，比如脑梗、心梗、缺血性脑卒中等。

这个时间段人体的冠状动脉处于缺血状态，心肌也是缺血的，心肌的供氧量不

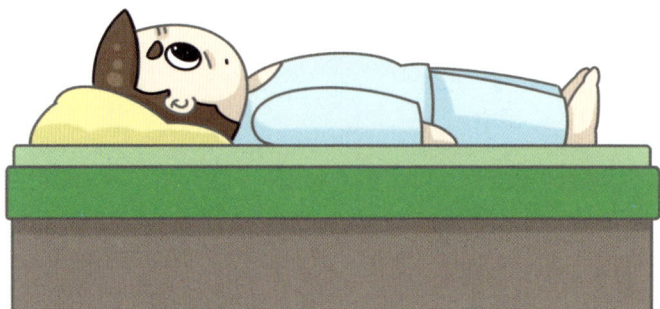

足，所以千万不能采取"闪电式起床"。在这点上，老年人应当遵循起床的"三步曲"，以保证安全。

（1）起床之前，先要让自己完全清醒。在平仰卧的情况下，睁大双眼凝视天花板或窗外3分钟，证明思路清晰，完全适应了从睡觉到清醒的状态。

（2）在床上静卧3分钟非常重要。千万不要晃动头部，身体要保持原来的姿势，闭目养神，并适当活动一下四肢和头颈部，使四肢肌肉和血管平滑肌恢复适当的张力，以适应起床时的体位变化，避免引起头晕。慢慢坐起，稍动几次上肢，再下床活动，这样血压才不会有太大的波动。

（3）如果是初始的高血压患者或者血压控制不稳定的患者，最好吃好降压药后再上床躺半个小时，等血压稳定了以后再起床。

▶ 口服药物急救要注意方式、方法

日常急救中，并非一定要采用肌内注射或输液的方式，其实有很多疾病是可以用口服药物来缓解病情的。

（1）高血压患者用心痛定（硝苯地平薄衣片）、可乐定（110降压片）舌下含服可迅速控制血压升高，尤其可以使收缩压下降。

（2）中暑的患者口服人丹可以减轻症状。

（3）冠心病重症者或合并心衰的患者可舌下含服心痛定、硝酸甘油或速效救心丸，以达到缓解病情的目的。

（4）糖尿病患者，发生低血糖样反应时，可以口含糖果来缓解病情。

（5）突发心肌梗死的患者，嚼服 300 毫克的阿司匹林，使药物迅速释放，对抗血栓的形成，可以使抢救成功率提高 20%。

采用口服药物用于急救时，患者必须为清醒并且可以配合的状态，如果患者神志不清或者不能配合应谨慎采取口服的方式，因为这样的话有可能发生误吸而导致呛咳，严重者甚至会发生窒息而死亡。所以口服药物可以用于急救，但一定要注意方式、方法。

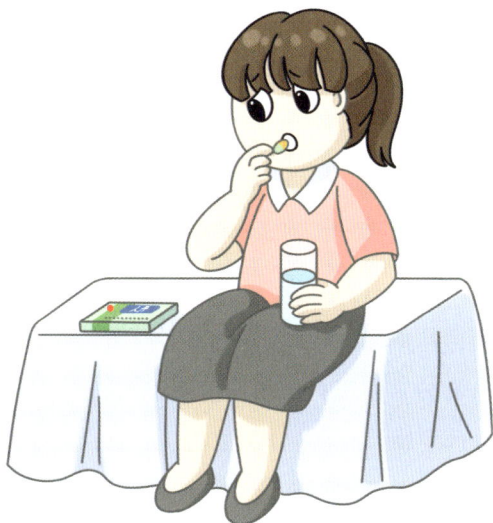

▶ 可乐定，切忌随意停药

可乐定，又名"110 降压片"，是经典的降压药物，"珍菊降压片"这一经典的复合制剂中也有添加。目前可乐定已经不是常规的高血压治疗药物，单独用药一般只用于中、重度高血压的急性缓解，合并有青光眼的高血压患者可以用药，临床上也有用于偏头痛和严重痛经治疗的案例。

（1）单纯的可乐定片剂，用于极速地降压，不宜口服，一般应舌下含服，通过舌下静脉吸收，迅速避过肝脏的首过效应，达到血药浓度高峰，缓解高血压危象。

（2）突然停用可乐定或连续漏服，可发生血压反跳性增高。多发生于停药之后的 12～48 小时，可持续数天，其中 5%～20% 的患者伴有神经紧张、胸痛、失眠、脸红、头痛、恶心、唾液增多、呕吐、手指颤动等症状。所以停药时应采取逐渐减量的方式，并历经较长的时间。

（3）若日剂量超过 1.2 毫克或与 β 受体阻滞剂合用时，突然停药发生反跳性血压升高的概率会加大。因此，停药必须在 1～2 周内完成，且逐渐减量，还应合并使用其他降压药物。

（4）若进行手术而必须停药，则应在术前 4 ～ 6 小时停药，术中静脉滴注降压药物，术后恢复服用。

▶ 可乐定，服用过量怎么办

虽然可乐定现在已经不用于高血压的一线治疗，但临床上还是有较多的可乐定引起的中毒事件的报导。

可乐定过量的症状和体征包括低血压、心动过缓、嗜睡、烦躁、乏力、困倦、反射减低或丧失、恶心、呕吐和通气不足等。另外，过大剂量还可能引发可逆性心脏传导障碍、心律失常或短暂性高血压等。

可乐定过量的症状和体征

包括低血压、心动过缓、嗜睡、烦躁、乏力、困倦、反射减低或丧失、恶心、呕吐和通气不足等

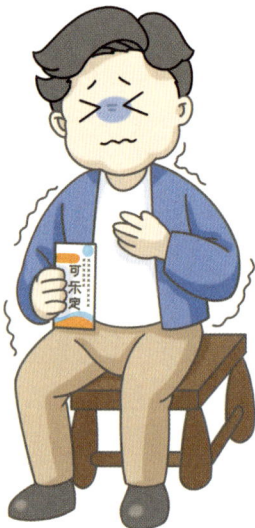

支持性抢救措施包括用硫酸阿托品治疗心动过缓，用静脉输液和（或）升压药物治疗低血压和用血管舒张剂治疗高血压。纳洛酮可用于辅助性治疗可乐定诱导的呼吸抑制、低血压和（或）昏迷，但由于给予纳洛酮时有可能引发反常的血压升高，因此必须监测患者血压。

长期使用盐酸可乐定片，由于液体潴留及血容量的扩充，可产生耐药性，同等剂量下其降压作用会相应减弱。

▶ 华法林，不能同服哪些药品

华法林是最为经典的抗凝药物，一般而言房颤患者合并 1 项以上的中危因素或存在有高危因素（如老年、长期抽烟酗酒、高血脂、糖尿病、甲亢等），则有使用华法

林抗凝的必要。

华法林跟许多药物之间存在相互影响，事实上无论联合使用何种药物，都应明确跟华法林的药效是否存在干扰；在改变华法林剂量、厂家、增服药物或停止同时服用的药物时都必须咨询医师或者药师。

谨记：华法林的对抗剂是维生素 K_1。

（1）增强华法林药效的药物：广谱抗菌药物、氯霉素、甲硝唑、阿司匹林、液体石蜡、西咪替丁、乙醇、苯妥英钠、甲状腺素、保泰松、氯丙嗪、苯海拉明、胺碘酮、心律平等。

（2）降低华法林药效的药物：维生素 K_1、利福平、雌激素、口服避孕药等。

▶ 华法林，不得不口服用药的几类疾病

在日常生活中，很多患者因为对"必须使用华法林"这一医嘱存在疑虑或者对"华法林"这一药物本身引起的出血存在忌惮，拒绝服用或减量服用华法林，最后引起动脉栓塞而导致严重后果，临床上死亡案例颇多。

药物要严格使用指针，事实上对患有某些疾病的人来说，华法林是不得不用的！以下是几类必需使用华法林的疾病：

（1）心脏瓣膜置换术后——尤其换的是机械瓣时应永久口服抗凝药物。而生物瓣发生血栓栓塞的风险明显小于机械瓣，一般术后抗凝达到 3 个月即可。

（2）房颤——心房内容易形成血栓并极易脱落游走，常可导致腿、脑、内脏血管阻塞，发生小腿或者肠坏死。此类患者应长期服用华法林抗凝。

（3）肺血栓栓塞症——发生深静脉血栓后，如不积极治疗，极易发生肺动脉栓塞，严重者可威胁生命。因此，对曾有血栓栓塞病的患者及有术后血栓并发症的危险者，可以以口服华法林作预防性用药。

（4）心肌梗死溶栓患者——溶栓后需要长期抗凝，保持血管通畅。

（5）卒中高危患者——需口服华法林，预防卒中等血栓栓塞性疾病。

▶ 服用华法林，真的无法避免出血吗

华法林可以防止血栓的形成，但因为过度抑制凝血因子的合成又会导致出血性疾病的发病，甚至引发大出血。因此，只有把抗凝药物控制在一个合理的剂量内，才能达到既可以预防血管内的血栓形成，又不会发生自发性出血的效果。这就是抗凝药物用药的平衡点，也可以说是安全点，但如何做到这点呢？

（1）精确监测 INR 值（国际标准化比值）。临床发现，口服华法林后，是否有抗凝效果，是否会出血，都可以通过 INR 值的大小来判断。如果 INR 值太高，会导致出血；INR 太低，则抗凝效果不好，只有当 INR 保持在 2.0～3.0，才能既充分发挥华法林的作用，又不会引起出血。随着服用华法林时间的延长，即使剂量不增加，INR 的值也会有所变化。不应该提倡固定小剂量而不监测 INR 的方法来使用华法林，实验表明，这种方法不仅不安全，而且抗凝效果不好。

（2）当 INR 值超过 4.0 时，患者有出血危险；达到 5.0 时，有严重出血风险，这时需要用维生素 K_1 加以对抗，如还不能止血，应该使用代血浆或凝血酶原复合物（PPSB）进行抢救。

（3）患者本身的状态，如感染或发烧，会导致 INR 值的波动。

（4）注意同时服用的其他药物和食物对于 INR 值的影响，或避免与影响华法林药效的药物和食物同服。

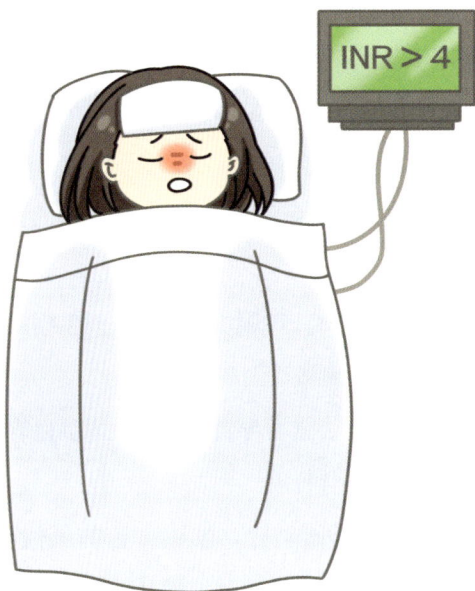

▶ 华法林，漏服了怎么办

偶尔漏服一次华法林不要紧，应该立即补服，但如果已经接近下一次服药时间了，就不要补服了，千万不要一次使用双倍的剂量。

当然如果漏服数天，就必须按照停药之后，重新开始服药来加以处理，除了适当加大前几天的剂量外，最重要的是立即复查INR值，并在其后的几天内定时复查，直至INR值控制在适宜的范围之内。

有个生活小窍门，特别适合于老年患者。可以去买个密闭的分药盒，上面标好星期一至星期天，把一周的华法林分好，每天服药时检查前一天的盒子内是否有剩药，一般就不容易漏服了。

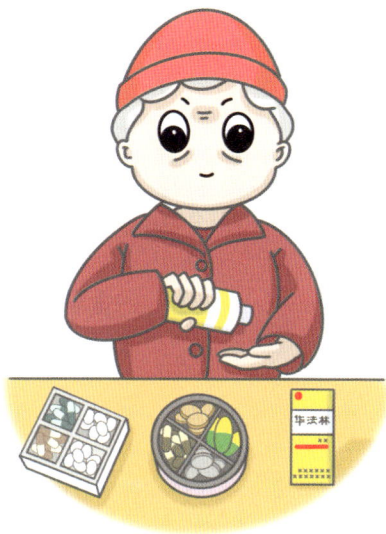

▶ 华法林与生活中哪些食物相生相克

口服华法林用于抗凝，是一把双刃剑，需要随时监测INR值。而生活中，除了药物外，一些食物、中药、保健品等也会影响患者的INR值，产生波动。

（1）增加华法林抗凝作用（相生，可能会导致出血）。

1）食物：芒果、大蒜。

2）保健品：鱼油、葡萄柚。

3）中草药：大蒜、当归、丹参、生姜、甘草、川芎、益母草、肉桂、银杏、黄连、黄柏、龟苓膏等。

（2）减弱华法林作用（相克，可能达不到抗凝的目的而出现血栓）。

1）食物：绿叶蔬菜〔如菠菜（熟）、油菜、韭菜、生菜、香菜（熟）〕、西兰花、花菜、青椒、西芹、甘蓝、胡萝卜、蛋黄、动物肝脏、绿茶、鳄梨、豆奶、海藻、苹果（带皮）。

2）中草药：人参、西洋参、茶叶、地榆、仙鹤草、圣约翰草等。

可能有人会问，难道服用华法林后，不能再吃以上的食物吗？事实上这些食物对于华法林的药效是有影响的，应该少吃或间隔一些时间再吃（一般间隔2小时为宜）。

生活中哪些食物可增加
华法林抗凝作用？

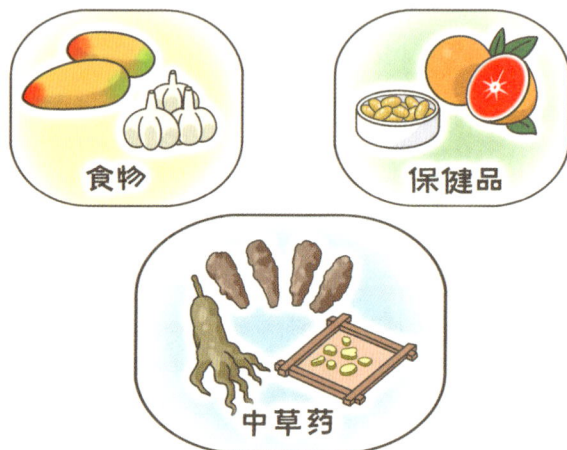

食物

保健品

中草药

当然，患者也要考虑饮食的均衡，不要过度地吃或者完全禁食某些食物。原则是：

（1）如正在服用华法林，尽量少食用影响 INR 值的食物。

（2）相对稳定自己的饮食习惯，勿在服药期间，突然大量增加以上食物的摄取。

（3）服用华法林的同时一定不能喝酒，否则会爆发"双硫仑样"毒性反应，临床上有致死案例报道。

（4）规范复诊，门诊随访，定期监测 INR 值。

▶ 华法林，个体差异大

华法林是一种抗凝血的药物，人体的血液系统总是奇妙地在"凝血"和"抗凝血"之间保持着一种平衡。华法林就是通过抑制维生素 K_1 的形成而延长凝血的时间，进而达到对抗血栓形成的目的。

根据年龄、性别、体重、使用的其他药物和自身肝功能的情况，每个人所需要的华法林的剂量是完全不同的，不同个体之间华法林的剂量没有参考性，不能"跟风吃药"。所以，初始服用华法林时，需要非常频繁的监控 INR 值，进而调整剂量。

在美国，华法林片大概有 10 种不同的剂量，每个剂量的颜色都不一样，并且药品厂家不同，其形状也不同。这样可以最大限度地避免患者吃错药或者药师发错药，这点非常值得我国借鉴。

需要强调的是，尽管不同的厂家所生产的华法林是同一种药物，但事实上还是存在一定的且被允许的差异。所以建议患者，使用一种品牌的华法林，就一直用下去，不要随意更换，尤其不要自行更换。请牢记，华法林的个体差异非常之大！

▶ 在预防血栓上，华法林与阿司匹林有区别，但能"强强联合"

日常生活中，大家经常可以看到身边的老年人服用阿司匹林，目的是为了防止血小板凝集成为血栓，进而堵塞血管。与此同时还有一类抗凝剂，例如华法林，在房颤患者中，有很多人需要长期服用这种药物，目的也是为了防止血栓的形成。

那么，阿司匹林和华法林两种药需要一起吃吗？这两种药可以互相替换吗？其实，华法林与阿司匹林的作用机制完全不同，前者是抗凝药，而后者是抗血小板药，分别被用于治疗不同的疾病。

（1）有些疾病，血栓的形成是由于血流速度减慢而造成的，最典型的就是房颤和静脉血栓。这时候需要使用的药物是抗凝剂华法林，主要用于对抗血液的凝固。

（2）还有些疾病，血栓的形成是由于血小板的聚集而造成的，最典型的情况就是冠心病。这时候需要使用的是抗血小板药物——阿司匹林，甚至联合阿司匹林和氯吡格雷两种抗血小板药一起使用，来对抗血小板的聚集。

由于两种药物的作用机制不同，适应证也不同，在某些患者身上，可能同时使用阿司匹林和华法林，达到"强强联合"的目的，比如冠心病伴有房颤的患者。这种情况在临床上还是比较常见的呢！

▶ 硝酸甘油片，不能经常吃

在心绞痛症状出现时，如果及时含服硝酸甘油，扩张血管，控制破裂的斑块不再发展，患者的紧急症状就有可能得以缓解，心肌梗死也就不会来临。

硝酸甘油片虽然是良药，但是不能作为常规的口服药，只能作为心绞痛、心肌缺血等应急情况时所使用的急救药物。因为它起效快（几十秒就能发挥作用），但药效持续时间却很短，通常只有 5～10 分钟，主要还是起缓解症状之用，不能天天吃，不然就有产生耐药性的可能。另外，硝酸甘油片所引起的血管舒张和痉挛的交替变化对人体而言是有害的，谨记：除非急救，切勿常规服用。

除非急救，切勿常规服用硝酸甘油片！

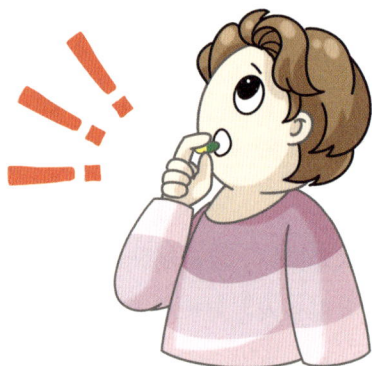

▶ 硝酸甘油片，您吃对了吗

正确的硝酸甘油片的服用方法不是吞服，而是舌下含服。含服后通过舌下静脉的吸收，达到药物浓度高峰，发挥药效缓解心绞痛，一般几十秒钟内就能起效。

现实生活中，因为舌下含服硝酸甘油会有烧灼感，所以一些患者便采取用水吞服的方法。事实上这种方法的药物被利用率仅有 8%，根本起不到应有的急救效果。

含服硝酸甘油片时，最好采用坐姿或半卧姿。正确的硝酸甘油片服用方法是这样的：先舌下含化 1 片，等完全化

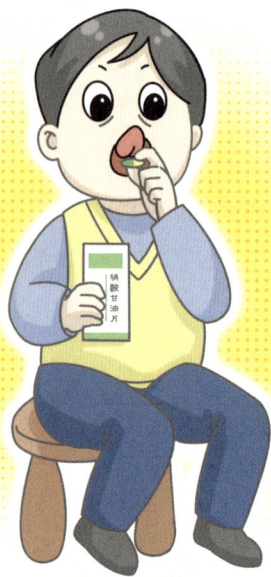

完 5 分钟后，如果症状不缓解，可以再含化 1 片；如果第二次药物化完 5 分钟后，症状仍然持续，还可以再含化 1 次。如此 3 次，如症状依然不缓解，就不要再用药了，应立即至医院急救。

需要注意的是，在急性发作期时应尽量减少活动，坐在原地保持不动可能是最好的选择。临床上经常有走路或骑自行车到医院急诊就诊，走到半路症状加重甚至猝死的案例。

▶ "娇气"的硝酸甘油片

硝酸甘油片很"娇气"，如果保存方法不对，比如遇到光照，遇到潮湿，过多遇到空气以及在热的环境下都很容易失效。所以在含服的时候，如果那个麻辣的感觉减弱了，或根本没有了，就提示有药效丧失的可能，那就赶紧换药吧！

硝酸甘油片一般是保存在棕色瓶子中的，以避免见光分解，心绞痛的患者外出应该随身携带。

未开封的硝酸甘油片的瓶口端会塞有小纸团或在瓶口处作严密的蜡封，以防止潮解的发生，即片剂过多地与瓶口空气接触会导致药效的降低。药物一旦开封含服，纸团扔掉了，瓶口蜡封也去除了，半年以后药效会大为下降，此时应该丢弃不用。

硝酸甘油变质以后颜色不会发生变化，从外观上不易辨认，所以合理的保存就更为重要了。

另外谨记：短时间内最多含服 3 片，如果不起效赶紧至医院急救。

▶ 硝酸甘油片适合您吗

含服硝酸甘油片，能使颅内压和眼压升高，一部分人用药后头痛得受不了。鉴于这种情况，建议有青光眼、脑出血的患者，不要含服硝酸甘油，可以用其他的药物来代替，如速效救心丸（成分为：川芎、冰片）。

事实上，速效救心丸的吃法和硝酸甘油一样，也是舌下含服，每次 4～6 粒，每日 3 次；急性发作时，每次 10～15 粒。服药时同样宜采用坐姿或半卧姿。

▶ 突发心脏病服用阿司匹林靠谱吗

阿司匹林对预防和降低心脏病的发生确实有一定的效果，但它并非是突发性心脏病的首选应急药物，轻信流言其实并不靠谱。

（1）服用方式：阿司匹林是肠溶片，"口含"此药是分解不了的，正确的方法是用温开水送服，并严格避免与酒或含有乙醇的药物（如藿香正气丸、十滴水、复方甘草合剂等）或食物（如酒心巧克力、乳酪、动物肝脏等）同服。

（2）起效时间：阿司匹林起效较慢，至少 1 个小时，这个时长对于急性心梗患者来说，已经来不及了。

（3）注意：即便阿司匹林用于急救，服用时也有明确的剂量和方法。一般在给患者做冠脉介入治疗手术前，为减少手术中出现血栓的风险，医生会让患者服用 300 毫克的阿司匹林，并且采用咀嚼的方式，使药物迅速释放。这种方法也可以用于急性心梗患者的抢救，但注意仅仅是用于急救，因为阿司匹林 300 毫克这一超大剂量有引发胃出血、胃溃疡的风险！

▶ 阿司匹林与这些药物合用要慎重

虽说阿司匹林是经典的老药，但也并不是"灵丹妙药"，根据其作用的机制与以下这些药物同服时会增加额外的风险，应尽量避免同服。

（1）阿司匹林与维生素 B_1 同服，会增加患者的胃肠道不良反应。

（2）阿司匹林与抗凝药物中的双香豆素合用，易致患者出血。

（3）与降糖药同用，易致患者出现低血糖反应。

（4）与肾上腺糖皮质激素合用，易诱发溃疡。

（5）与甲氨蝶呤同用，可增加其毒性。

（6）与利尿剂同用，容易造成患者发生水杨酸中毒。

▶ 阿司匹林适合您吗

日常生活中，很多人，尤其是老年心血管患者会询问，自己是否适合服用阿司匹林。为什么心血管医生主张服用，而消化科医生又会反对呢？

事实上阿司匹林有对抗血小板的功效，科学、合理、安全、对症地服用确实能起到预防血栓形成的作用。但如果用药不合理或超大剂量用药反而会造成出血，病情加重，徒增遗憾。

（1）有出血倾向、出血遗传史和出血并发症、出血性疾病的患者一定不要擅自服用阿司匹林。在医生首次开具阿司匹林的时候，也要交代清楚自己的出血既往史和家族史，以供医生斟酌。

（2）阿司匹林是传统的非甾体抗炎药物，会对胃肠道黏膜产生一定的刺激性。有活动性消化道溃疡比如胃溃疡、十二指肠溃疡的患者应避免服用或减量服用阿司匹林。对于有些患者而言，消化性溃疡发作时的疼痛和心绞痛很难区分，服用阿司匹林只会加重溃疡。

（3）过敏体质的患者在服用阿司匹林前也要详细咨询医生或药师，以免出现不良反应。

▶ 阿司匹林的正规化服用

服用阿司匹林，需要经过专业医生的风险评估。另外，当您因其他疾病就诊时，如果正在服用阿司匹林，一定要向医生或者药师说明，避免同服的药物产生影响。

（1）心脏病或脑卒中风险取决于已知和未知的多种因素，如果医生对患者出现心脏病和脑卒中的风险评估不准，一味地用阿司匹林作为预防用药就不一定恰当了。当然也不能够随意停药或私降药物，在这点上同样需要专业的评估。

（2）阿司匹林与很多药物存在相互作用，联合用药需谨慎，否则后果很严重。此外，如果这段时间要接受手术，阿司匹林的服用会增加手术的额外风险，比如出血。

（3）通常情况下，患者在手术、组织活检或拔牙等创伤性检查前提倡至少提前5天停止服用阿司匹林。如果是急诊手术，则需要再次评估手术的出血风险。

▶ **阿司匹林，到底是早上吃；还是晚上吃**

事实上，关于这个问题目前还没有定论，两种说法各执一词。有人根据夜里 2 时到上午 10 时之间人体血小板最为活跃，也就是心血管疾病的高发时间段，认为晚上吃阿司匹林更为有效，早晨吃可能就来不及了。AHA（美国心脏联合会）发布的研究显示，睡前而不是早上服用阿司匹林更能减少急性的心血管不良事件。

也有研究发现，早晨服用阿司匹林的人群，其夜间血液中的前列环素的水平更高，此点对预防心血管疾病的爆发更为有效，所以应该早晨服药。其中 ACCP（美国胸科医师学会）抗栓和溶栓治疗的循证指南就提出：使用阿司匹林预防心肌梗死、脑卒中和其他心血管性不良事件，服药时间最好选择在早餐前，剂型以阿司匹林肠溶片为最佳。

其实，哪个时间段服用阿司匹林并不是那么重要的，事实上只要长期坚持服用阿司匹林就能获得持续的抑制血小板的效果。因为阿司匹林的环氧酶抑制作用是持续（服用后 24 小时持续释放）和不可逆的（大剂量服用可能会引发胃出血），只需要相对固定一个时间段服药即可。

▶ **阿司匹林，剂量过小、过大都不行**

调查显示，国内阿司匹林的应用十分普遍，大家对其认同程度也较高。但是，由于患者害怕阿司匹林的不良反应，尤其是胃溃疡和胃出血，用量上都不是很靠谱，用法亦不规范。那么，多大的剂量才是最为适宜的呢？事实上，阿司匹林的剂量就是在对抗血小板和引发出血之间去找到一个最佳的平衡点，而且是因人而异的。

（1）国际上一般推荐心脑血管病患者的治疗剂量为 75 ～ 325 毫克，国内常用剂量为 100 毫克，一次服用。

（2）剂量太小或分开几次服用，均无法达到预防心血管不良事件的目的。

（3）对于仅有危险因素但没有心脑血管疾病的老年人而言，预防性用药的剂量同样不宜过小。事实上，小于 50 毫克的阿司匹林是根本没有预防作用的。

（4）如果阿司匹林剂量过大，不仅容易导致皮肤及内脏出血，而且还可以引起严重的肝脏、肾脏损害。

▶ 阿司匹林，千万不能擅自停药

阿司匹林预防心脑血管意外事件应坚持长期，乃至终生服药，除非有禁忌证或服用后出现出血等严重不良反应，一般不宜随便停药。

（1）如确需停药，则应缓慢、逐渐地减量，且历经较长的时间。

（2）一下子停药，可能会诱发血栓的形成、成倍增加心脑血管事件爆发的风险，尤其是接受过介入治疗和冠状动脉内置支架的患者。

实践证明，口服阿司匹林的时间越长，获益可能就会越大。如果偶有忘记服用的情况，应当立即补服，但如果已经接近下一次服药时间了，就不要再补服了，应当按照原来的剂量服药，千万不要一次使用双倍的剂量。

慢性病是长期用药的过程，阿司匹林不存在疗程的问题，类似于吃了"1个疗程"就可以停服阿司匹林的观点，无疑是错误的。

▶ 麝香保心丸，您该知道这些

众所周知，麝香保心丸是一种治疗冠心病的急救药，属于中成药类的复方制剂。该药不同于许多西药，常服后不会产生耐药性及依赖性，更不会影响急救的效果。

（1）事实上，日常生活中可以日常服用麝香保心丸，以维持药物在体内的一定浓度，产生保护血管内皮、抑制动脉粥样硬化及血管新生的作用，从而达到保护血管、预防心绞痛的作用。一般的服用方法为：口服，每日3次，每次1～2粒。

（2）急救时主要是利用麝香保心丸能迅速扩张冠状动脉的作用来达到缓解心肌缺血、缺氧的状态，纠正胸闷、心绞痛等症状。可以在症状发作时舌下含服2～4粒药物，当胸闷、气急等症状未缓解时可以在5分钟内重复含服1次。

（3）日常服用麝香保心丸，常规性地保护血管，有利于血管扩张作用的持续，急救时再舌下含服药物，效果往往会更佳。

▶ 从"救命药"到预防用药的华丽转身——麝香保心丸

1981 年，麝香保心丸作为一种治疗冠心病的急救用药上市，主要是用于缓解心绞痛发作时胸闷、胸痛、心肌梗死的药物，是被当作冠心病患者的"救命药"来使用的。

30 多年后，临床共识：麝香保心丸不仅可以用于急救，还是可以长期服用的具有预防功效的良药。

（1）预防角色之一：保护血管。

保护血管内皮：麝香保心丸可以从结构、功能上达到保护血管内皮的目的，并减少脂质浸润，抑制炎症反应。

（2）预防角色之二：保护心肌。

临床资料显示，长期服用麝香保心丸的患者，发生猝死、心肌梗死、心肌病变、需要作手术或介入治疗的比例明显减少。

（3）预防角色之三：益气强心。

方中麝香活血化瘀，开窍止痛，为君药。人参益气行滞，肉桂温阳通脉，蟾酥开窍之痛，苏合香芳香温通，共为臣药。牛黄开窍醒神，冰片开窍止痛，共为佐药。诸药合用，共奏芳香温通，开窍止痛，极具益气强心之功。

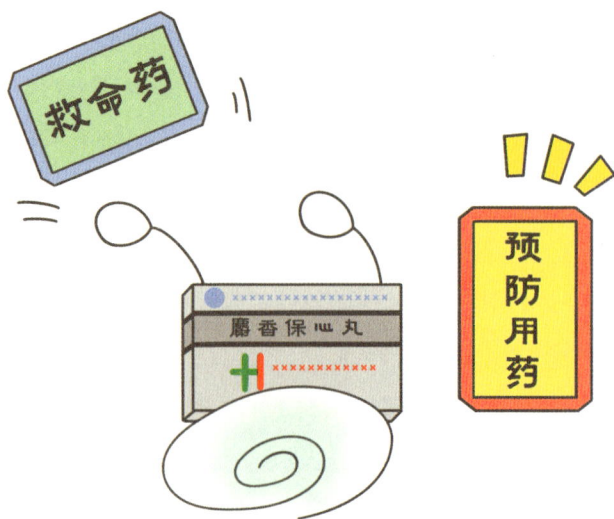

▶ 麝香保心丸、阿司匹林，联合用药好处多

人体的一条条血管就好比高架桥、高速公路，血液好比公路上的车流，不时地向心脏运送养料及补给。道路通畅的前提是路况良好，麝香保心丸就像"养路工"，能够保持道路的平整，而阿司匹林则起到类似于保持良好车况，避免车辆抛锚，发生拥堵的情况。

在医生、药师指导下联合服用阿司匹林和麝香保心丸，对于心脏病患者来说，善莫大焉！麝香保心丸能对血管起到保护作用，而阿司匹林则起到防止血管内血小板聚集、血栓形成的作用。两种药物都非常经典，不良反应叠加很少，价格便宜，患者依从性好，"强强联合"更有效。

▶ 麝香保心丸，您会正确服用和储藏吗

麝香保心丸的主要成分除了蟾酥、人参提取物、麝香，还包括苏合香、牛黄、肉桂、冰片等。市面上的麝香保心丸是黑褐色有光泽的微丸，截面呈棕黄色，味苦、辛凉，含服时会有麻舌感。

麝香保心丸对胃肠道的影响不大，故无须饭后服用，一般在饭前用温开水送服比较有利于快速达到血药浓度高峰，进而有利于药物的吸收，紧急状态下应当舌下含服。

麝香保心丸成分中的苏合香比较容易挥发，故储藏时不宜与其他药物混放，以免发生串味而影响药效，单独放置或在表面套一个塑料袋保存则较为妥当。

▶ 氯吡格雷（波立维、泰嘉），一般需服用多长时间

氯吡格雷（波立维、泰嘉）是经典的抗血小板药物，主要用于防止血小板的聚集而形成血栓，推荐剂量为每天75毫克（1片），与或不与食物同服均可，且老年患者不需要调整剂量。

做支架手术（PCR手术）后一般需要服用氯吡格雷1～2年的时间，具体服药的时间还要看出凝血的情况、自身的病情以及支架植入的数量等，并做相应调整。

目前，还有一种比较流行的说法：如PCR患者经济上允许、药物不良反应小且

能耐受、氯吡格雷的抗血小板作用明显，主张患者长期用药，至少也应该在 2 年后以小剂量加以维持。

若同时服用阿司匹林肠溶片和氯吡格雷，能起到协同的抗血小板作用，但相应也会加大出血的风险，需权衡利弊，建议定期检测出凝血状况。

▶ 氯吡格雷（波立维、泰嘉），用药要当心

服用氯吡格雷（波立维、泰嘉），严重出血事件的发生率为 1.4%。严重的肝损患者和活动性、病理性出血如消化性溃疡或颅内出血的患者禁用。

（1）氯吡格雷能延长出血时间，对于有伤口（特别是胃肠道和眼内伤口）存在的患者或容易出血者，应当慎用。

（2）服药后，患者的止血时间可能会延长，因而一旦出现异常出血的情况应立即就医。进行创伤性手术（如拔牙或作组织活检）和服用其他药物前，患者应明确告知医生正在服用氯吡格雷。

（3）重症肝病患者有出血倾向，且此类患者使用氯吡格雷的经验极其有限，应慎用。

（4）由于服用抗凝药物华法林也有出血倾向，目前不推荐氯吡格雷和华法林同服。

（5）对于同时服用容易出现胃肠道不良反应的药物（如非甾体抗炎药）的患者，应慎用氯吡格雷。

▶ 冠心病支架植入术后，同服阿司匹林和氯吡格雷应注意什么

冠心病支架植入术后为了防止由于支架内再狭窄而引发的血栓，临床上要求患者终身服用拜阿司匹林，并同服氯吡格雷至少 1 年以上。

它们都是属于抗血小板的药物，能抑制血小板的聚集，但同时也有引发出血的风险。事实上任何药物都存在不良反应，这是不可回避的事实，但关键是要做好规范、准确的监测和防护，以达到合理用药、安全用药的目的。

（1）服药期间应严格按照医生建议的剂量用药，不可自行增加或减少剂量，更不可自行停药，增加服用其他药物需咨询医生或药师。同时自我观察有无出血倾向，如牙龈出血、鼻出血、皮肤瘀斑、黑便等。

（2）用药期间避免容易受伤的活动或体育运动。注意定期到规范的医院复查，规避出血风险。

（3）既往有消化道疾病的患者，长期服用拜阿司匹林有造成消化道溃疡或出血的可能，所以一旦出现胃痛、黑便等异常情况，一定要及时就医，不可随意停药，以免造成严重后果。

（4）做有创检查或治疗前，如拔牙、组织活检等，因为有出血倾向，应告诉医生您正在接受抗血小板药物治疗。

▶ 随身带药防猝死，有备无患需牢记

心脏疾病突发导致猝死的新闻经常可以看到，而且越来越有年轻化的趋势，那么应该随身携带何种急救药物，才能真正做到备无患呢？

建议大家随身携带两种药物，一是硝酸甘油。这是众所周知的一个经典的急救药物，也是目前防止心肌梗死最切实可行的药物，更是已知的扩张冠状动脉效果最好、最有效的药物之一。应该在心脏不舒服或有心绞痛症状时舌下含服1片，但要注意避光、防潮。

另一种是硝苯地平，即心痛定片，注意是10毫克的心痛定的薄衣片，而不是20毫克的硝苯地平缓释片或30毫克的控释片。作为一个能够随身携带的备用急救药物，心痛定有很强的扩张冠状动脉的作用，一旦有不适症状出现时含服1～2片能起到很好的缓解作用，应急状态下最好是嚼碎或敲碎后含服，药物释放得会更快，大大提高抢救的成功率。

常病宜治

——抗感冒药物合理使用36计

中药治感冒，风寒风热不同药

儿童患上感冒，用药误区需谨记

孕产妇发热可以吃药吗

流感救治，黄金48小时

长期使用布洛芬，"良药"变"毒药"

……

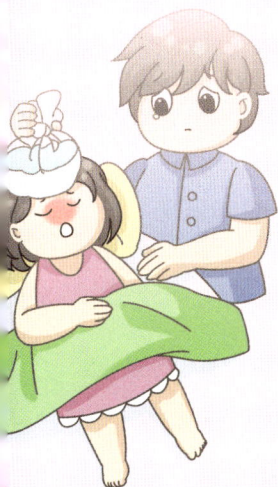

感冒，包括普通感冒和流行性感冒，临床上统称为"上呼吸道感染"，是日常生活中较为常见、多发的呼吸道疾病。从广义上来说，感冒并不仅仅是一种疾病的诊断，而是一组疾病临床症状的表现，如头痛、咳嗽、流涕、鼻塞、发热等等。据统计，成人平均每年感冒 2～4 次，儿童则更多次，达到 6～8 次。也就是说，一年间我国约有超过 10 亿人次罹患感冒，感冒的平均病程更是长达 18.5 天。

虽然感冒是一种常见疾病，但是人们对感冒仍缺乏正确的认知。很多人还是认为感冒只不过是"小病"，患者不遵医嘱用药、自行服药、乱服抗菌药物、服药种类不当、重复用药的现象更是比比皆是，这样做存在着极大隐患，不仅造成了疾病的大范围传播，还会使疾病加重。

事实上，感冒并非小疾，会严重影响到大众的日常生活、生命健康乃至个别人的性命。在 20 世纪的 5 次全球性流感事件中，竟然有 2 次就是爆发在我国。2003 年发生 SARS 疫情后，流感更是作为全球大流行的传染性疾病而成为公共卫生关注的极大热点。2018 年年初的乙型流感大规模爆发，更是引发了全国人民的关注。感冒，不再是一件小事，而是一场全球共同正面迎接的健康保卫战！事实上，不论普通感冒还是流行性感冒，均是百病之源、后患无穷，我们不可轻视感冒，应该积极预防，在治疗上更应做到合理、安全用药。

▶ 感冒，对症治疗

"感冒"的四大症状是：发热、流涕、打喷嚏、咳嗽，感冒的特点是具有自限性，因此感冒的治疗原则以对症治疗为主。通过迅速改善或消除感冒症状来缩短病程，减轻患者的痛苦，减少感冒的危害。常用的感冒对症治疗药物包括：

（1）解热镇痛药：主要是用来缓解肌肉酸痛，发热等症状的。常用的是对乙酰氨基酚、布洛芬等。

（2）抗组胺药：对抗过敏，可消除或减轻因感冒引起的流泪，流涕，喷嚏等过敏症状，并有镇静作用。如氯苯那敏、氯雷他定、西替利嗪等。

（3）抗病毒药：适用于病毒所引发的重症感冒，常见的有金刚烷胺、奥司他韦等。

（4）镇咳祛痰药：镇咳药能抑制咳嗽中枢而产生镇咳作用，祛痰药能改变痰中黏性成分，降低痰液的黏滞度，使痰液易于咳出。常用的镇咳药物有可待因、右美沙芬、那可丁等，祛痰药有愈创甘油醚、氨溴索等。

（5）收缩血管药：收缩上呼吸道血管，消除鼻黏膜充血症状，减轻鼻塞，流涕。常用的有伪麻黄碱、麻黄素等。

▶ 抗感冒药多为复方，选择一种就行

目前市面上的抗感冒药多为复方制剂，即一种药物含有针对感冒症状的不同成分组合，一般地说只吃一种药，即可达到兼治多种感冒常见症状的目的。为快速消除感冒症状，很多人对着适应证，一种症状吃一种药，先吃感冒药，再吃止咳药及化痰药等，甚至是同时吃好几种感冒药，这种做法是非常错误的。

药品在生产过程中，因为厂家不同，即使药物成分完全一致，药品的商品名也各不相同。不仅如此，同一种药物存在多种剂型，甚至在一些中药制剂中，也含有西药成分。因此，仅仅只是看着药品名称不同就随意买

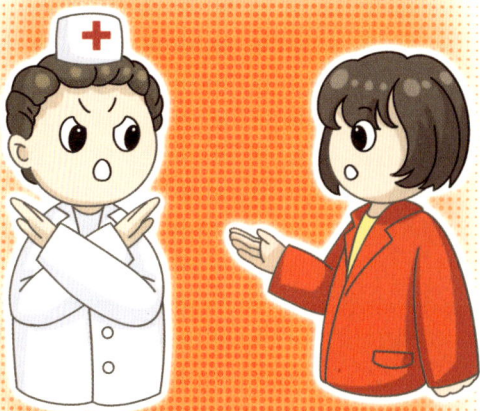

不可合并服用感冒药

药、吃药，很容易导致药物摄入过量，可影响中枢神经系统，损害肝、肾功能，严重者还可以引起猝死。

因此，抗感冒药应当尽量只选用一种服用即可，服药抗感冒药前，应当仔细阅读说明书，不能盲目、随意地用药。合并服用多种药物时，应当在医生或药师指导下进行，自行服药需要注意是否存在相同的药物成分，以免重复用药、超剂量用药而徒增遗憾。

▶ 中药治感冒，风寒风热不同药

以中医辨证论治的观点，感冒可分为风热型和风寒型两种，应选用不同的中药制剂来进行治疗。

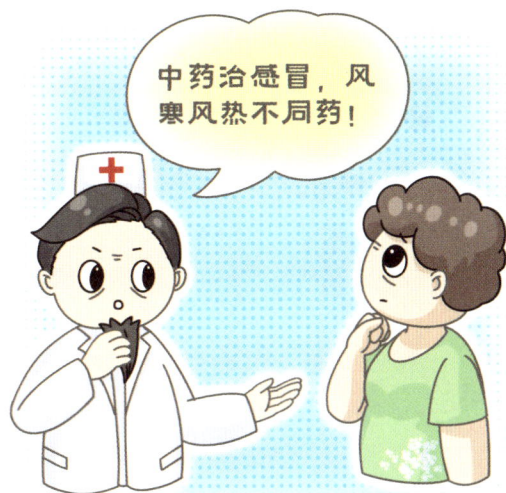

中药治感冒，风寒风热不同药！

（1）风热型感冒的临床表现为发热重，恶寒轻，头痛，口渴，鼻塞，流黄稠鼻涕，咽喉红肿疼痛，舌尖红，苔薄黄等。可以选用维生素 C 银翘片、清开灵胶囊、桑菊感冒片、银翘解毒颗粒、感冒清胶囊、双黄连口服液、银黄片、板蓝根颗粒等。其中，孕妇应当慎用感冒清胶囊和维生素 C 银翘片，脾胃虚寒者则应慎用双黄连类制剂。

（2）风寒型感冒临床表现为畏寒、低热、无汗、头痛身痛、流清鼻涕、稀薄白色痰、咽喉红肿疼痛、苔薄白等。可以选用感冒清热软胶囊（颗粒）、通宣理肺丸、正柴胡饮颗粒、都梁滴丸等。对于孕妇及患有高血压、心脏病的患者而言，应当慎用含有麻黄碱成分的中成药。

▶ 儿童用药有原则，记住以下6点才安全

儿童是一个特殊的群体，各个器官发育尚不健全，用药需要特别谨慎，宝宝用药之前，家长应该先了解小儿用药的基本原则，包括以下6点：

（1）不要擅自更改用药剂量。

（2）要按照处方正确服药。例如药水、糖浆用前要摇匀；药物宜避光并存放在阴凉处等。

（3）注意服药时间的正确性。按照医生、药师指定的采取正确的服药时间点，例如睡前、饭后、两餐间、顿服或临时用药等。

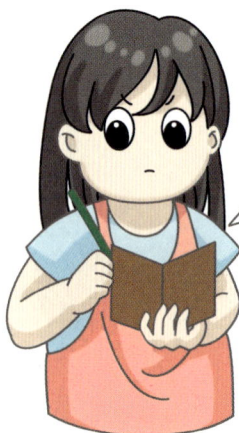

儿童用药有原则：

1.不要擅自更改用药剂量
2.要按照处方正确服药
3.注意服药时间的正确性
4.喂药时动作应缓和，不可过度强迫
5.根据不同年龄采用不同的喂药方式
6.药物应放在高处等孩子不易拿到的地方

（4）喂药时动作应缓和，不可过度强迫，小心呛入儿童娇嫩的气管。

（5）根据不同年龄采用不同的喂药方式，鼓励小儿自主吃药，婴幼儿（3岁以内）则应将药物放在奶瓶中吮吸。

（6）药物应放在高处等孩子不易拿到的地方，避免孩子误食。

▶ 儿童患上感冒，用药误区需谨记

随着自购药品服用的现象逐渐增多，许多家庭都备有储备常用药的"小药箱"。事实上儿童用药，科学、安全是关键，儿童用药不当除了客观原因之外，也有一些是因为家长用药安全观念和行为上的主观原因所造成，应该慎之又慎。

（1）感冒不要马上用药，普通感冒是可以自愈的，通常5～7天病毒就能被身体清除。

（2）切勿多种药物混吃，由于儿童的肝、肾功能还不健全，多种药物同时服用容易造成肝、肾损害。

（3）不要迷信贵药、新药，很多家长认为，贵药、进口药一定比便宜药和国内药好。但由于语言障碍，很多家长无法了解国外药品的真正用途和正确用法用量，容易导致错误用药。

（4）避免用糖水送服药物，糖中的钙、铁等矿物元素会与有些药物产生反应，从而降低药效。

XX百科

得病会死！

切勿轻信网络！

（5）切忌不要给儿童服用大人的药，儿童不是"缩小版的成人"，身体器官未发育尚不完全，即使将成人用药减少剂量也是不靠谱的。

（6）切忌轻信网络。网络搜索引擎可以用，但过多依赖之，并经常用于孩子疾病的诊疗肯定是遗患多多，"越看越像，应该就是这个病"的判断往往是误人误病。

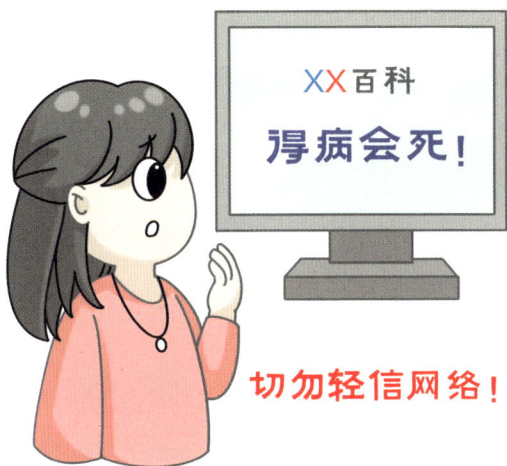

▶ 新生儿用退烧药，真的应该谨慎

你知道吗？退热药需要中枢神经系统的调节才能发挥作用，而新生儿的神经系统发育不完善，体温调节功能较差，对退热药物是不敏感的。

同时，给新生儿服用退热药物，用药的剂量很难把控，往往不能达到满意的退热效果。有时，给新生儿服用过量的退烧药后，体温会突然下降，出现皮肤青紫、便血、吐血、脐部出血、颅部出血等，极端情况下出现过死亡案例。

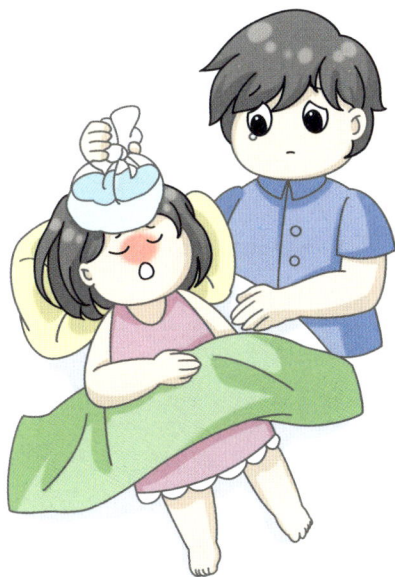

但新生儿又比较容易出现发热的问题，不过偶尔体温升高家长并不需要过度惊慌。当热度低于38.5℃时，处理的最好办法是物理降温退热，如暴露肢体、枕冷水袋、湿毛巾擦拭等，同时应当保证摄入足够的水分，可给孩子多喂些温白开水或葡萄糖水，防止水分大量流失。如果物理退热效果不明显，或体温持续高于38.5℃，再考虑在医生、药师的指导下用药。目前，世界卫生组织（WHO）规定的最为安全的退热药物为：对乙酰氨基酚（泰诺林）、布洛芬（美林）两种。

▶ 儿童用药，剂量换算到底是怎样的

儿童的用药剂量，是由小儿的生理特点和病理状况所决定的，不是单纯地将成人剂量缩减即可的。下面介绍两种常用的计算方法：

（1）按体重计算：最基本的方法：

每日（次）剂量 = 患儿体重（千克）× 每日（次）每千克体重所需药量

（2）按体表面积计算：由于许多生理过程（心搏出量、基础代谢）与体表面积关系密切因而更为准确，但相对复杂：

低于30千克小儿的体表面积（平方米）= 体重（千克）× 0.035+0.1

高于30千克小儿的体表面积（平方米）=［体重（千克）− 30］× 0.02+1.05

除此之外还有按年龄计算和成人剂量折算的方法。

▶ 宝宝感冒咳嗽，不要盲目使用抗菌药物

因为儿童的抵抗能力和免疫能力比较弱，容易遭受到感冒病菌的侵袭，且年纪越小越容易发生感染。一旦遇到感染，使用抗菌药物是重要的治疗手段，但不是所有感冒都必须使用抗菌药物的，儿童使用抗菌药物需要遵循以下原则：

（1）如果有被细菌感染的可能，可先使用抗菌药物进行治疗。

（2）如果确认是病毒感染或者其他不明原因导致的身体发热，则不宜运用抗菌药物来进行早期治疗。

（3）在使用抗菌药物之前要考虑细菌的耐药性、药物不良反应、药物的抗菌作

用、抗菌谱、药代动力学、不良反应等。最为适宜儿童使用的抗菌药物是青霉素或者头孢菌素。

（4）不能盲目的选择抗菌药物，最好根据细菌的种类和药敏实验结果来选择适宜的药物。

（5）根据不同年龄段的儿童的生理特点、病情的变化和病情的严重程度来选择适宜的抗菌药物种类和用法用量。

抗菌药物的使用是非常讲究原则的，提倡一开始使用"低级"的抗菌药物。很多家长会质疑为什么不直接给孩子用"高级"药物。这种"大炮打苍蝇"的做法有时确实可以起到立竿见影的药到病除效果，但是长期这样用药会让孩子产生耐药性，以后相同的药物作用就不明显了，只能用"更加高级"的抗菌药物。以此循环，后果非常可悲——药物是有限的，而细菌变异的速度永远比新药研发速度来得快，一旦"超级细菌"出现，孩子面临无药可用的境地就后悔莫及了。

▶ 儿童感冒不轻易用抗菌药物

儿童在选择抗菌药物时，要特别谨慎，不当选择可能会影响儿童的生长发育。儿童感冒不能轻易用抗菌药物，即使明确了细菌性感染，在选择抗菌药物时，使用多有禁忌。

（1）氨基糖苷类：如庆大霉素、链霉素等，可引起儿童听力神经及肾脏损害。

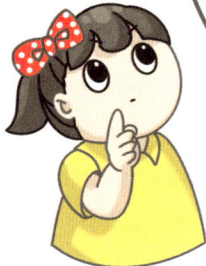

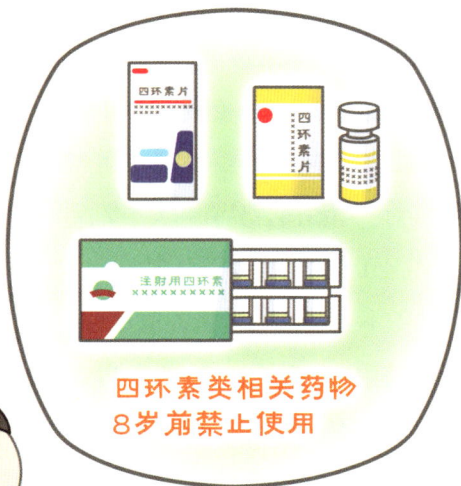

四环素类相关药物
8岁前禁止使用

（2）氟喹诺酮类：如氧氟沙星、环丙沙星等，会影响小儿的关节软骨发育，因而18岁以下儿童禁用。

（3）四环素类：如四环素、土霉素，在体内存积于骨和牙质中，引起变色和釉质发育不全，即常见的"四环素牙"，故8岁以前是禁止使用的。

（4）磺胺类：如磺胺嘧啶等，具有肾毒性。

（5）氯霉素类：这类药物目前临床上使用得比较少，但此类药物对骨髓有抑制作用，儿童使用这类药物后，可能会导致再生障碍性贫血、灰婴综合征的严重问题，因而禁用。

▶ 孕产妇发热可以吃药吗

感冒引起孕产妇发热时，若体温不高于38.5℃，一般可不予药物治疗，宜采用物理降温，如湿毛巾冷敷、冷水擦拭等方法退热。当孕妇体温超过38.5℃且物理降温效果不明显或发热导致出现明显不适时，则可选用适宜的退热药物进行治疗。

切勿因担心药物影响胎儿而拒绝服药，当孕妇体温达到39.0～39.5℃时，会有胎儿致畸的可能，故孕妇在发热时应及时就医，权衡利弊进行药物治疗，若高热连续3天以上，病愈后有必要进行B超检查，排除胎儿畸形。事实上，孕妇疾病的因素对于胎儿的影响有时会大大超过用药的影响，所以权衡利弊的原则是非常重要的，换言之，对于孕妇而言只有利大于弊时才主张使用药物。有些情况下，胡乱用药当然不可取，但讳疾忌医同样后患多多！

妊娠期的妇女退热首选对乙酰氨基酚，对乙酰氨基酚的常规剂量是安全的，孕晚期使用也不会增加母、儿的出血危险性。另外，因为对乙酰氨基酚在乳汁中的浓度极低，药物经过乳母吸收，进而通过乳汁分泌，哺乳后对乳儿产生影响的可能性亦极低，所以哺乳期间可照常喂奶。

▶ 妊娠期用药，安全性有等级

我们已经知道，对于孕妇而言，感冒时若症状较轻则无须药物治疗，症状较重时则需要进行药物治疗。然而，在使用抗感冒药缓解症状时，要特别注意药物的安全性。

可以根据药物的安全性，将妊娠期用药分为 A、B、C、D、X 级 5 类，供阅者参考：

（1）A、B 类最为安全，有常见的维生素、青霉素类抗菌药物、头孢菌素类抗菌药物、对乙酰氨基酚等。

（2）C 类药物可能会引起胎儿畸形等不良反应，仅在对胎儿利大于弊时使用较为合适，如沙丁胺醇、布地奈德、氯雷他定、羟甲唑啉等。

（3）D 类药物对胎儿的健康可能产生的危害较前 3 种更大，甚至会危及胎儿的生命，但在孕妇生命危险或疾病严重而不得不用时，需权衡利弊，有时也可使用，常见的有磷酸可待因、右美沙芬、阿司匹林等。

（4）X 类则是孕妇应禁用的药物，如氯霉素、利巴韦林等。

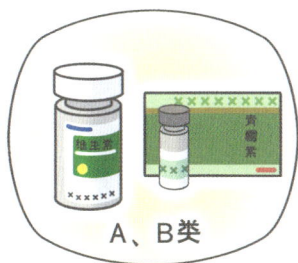

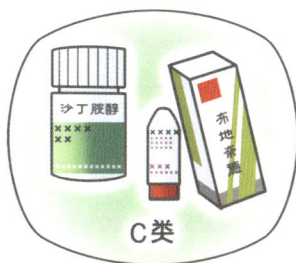

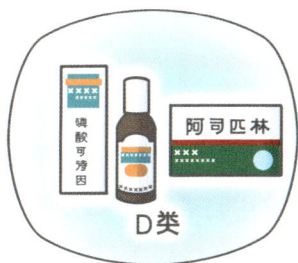

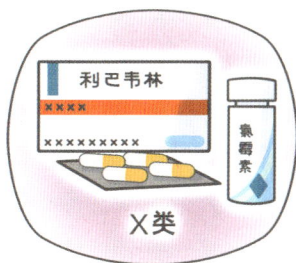

妊娠期用药，安全性有等级！

▶ 孕妇感冒用药，注意事项要牢记

孕妇作为特殊人群，在感冒时用药需格外谨慎。感冒前期可以通过推拿、穴位按摩等非药物治疗的方式来缓解不适。若不得不使用药物进行治疗时，应注意以下几点：

（1）尽量选择对孕妇和胎儿不良反应低的药物。

（2）不宜自行购买OTC类药物来进行治疗。

（3）能单一用药的，尽量不要联合用药，谨慎使用复方制剂，以免重复用药。

（4）尽量使用最低有效剂量，尽可能缩短用药时间。

（5）新、老药同时有效时，尽量选用安全性明确的经典老药。

（6）必要时及时就医或咨询医生或药师的建议。

▶ 孕妇不能用的常见感冒药

孕妇感冒，用药时需极其慎重，若踩到用药"雷区"，可能会导致胎儿致畸、流产等严重情况，有些常见的感冒药，使用上一定要慎之又慎！

（1）西药：阿司匹林、双氯芬酸钠、苯海拉明、可待因、金刚烷胺、非那西丁、右美沙芬、磷酸可待因溶液等。

（2）中药：大黄、半夏、红花、芒硝、莪术、马钱子、斑蝥等。

（3）中成药：急支糖浆、渔人百咳静、克咳胶囊、复方甘草口服溶液、复方甘草片、咳速停糖浆、正柴胡饮颗粒、羚羊感冒片、抗病毒颗粒等。

由于中药和中成药的不良反应并不明确，存在未知性，未知即有隐患，即使对于孕妇不是禁用的，也应尽量避免使用或谨慎使用。

▶ 流感和感冒，如何正确区分

由于季节交替、交叉感染等方面的原因都会引起感冒的发生，特别是春秋季，更是感冒和流感的高发时节。可是如何辨别是普通感冒还是流感呢？

一般可以根据两种疾病的临床表现不同来加以区别。与流感相比，普通感冒主要表现为打喷嚏、流鼻涕等上呼吸道症状，全身症状较轻，不发热或仅有低热，一般

3～5 天痊愈。而流感患者发热一般多为高热，甚至可以达到 39～40℃，并会持续 3～5 天。流感的表现以全身症状为主，会出现突然畏寒、发热、头痛、全身酸痛、鼻塞、流涕、干咳、胸痛、恶心、食欲不振等症状，婴幼儿或老年人可能并发肺炎或心力衰竭。中毒型流感患者则表现为高热、说胡话、昏迷、抽搐，甚至导致死亡。

▶ 流感预防有妙招

流行性感冒（流感）是由流感病毒所引发的一种急性呼吸道传染病，潜伏期一般为 1～7 天，多为 2～4 天。事实上流感与普通感冒一样，仍旧属于自限性疾病，患者可以自行痊愈，大家没有必要过度恐慌。流感，可防可治！

高危人群应在流感易发季节积极地做好预防，如锻炼身体、室内保持通风、减少到人流密集的场所活动、做好自身的卫生工作等。可以服用维生素 C 泡腾片（力度伸）预防感冒，且加锌的效果可能会更好，但每日剂量不宜超过 1 克，用水温不高的温开水或白开水、矿泉水完全溶化后，再摇匀服下，不能咀嚼或直接吞服，以免产生危险。

另外，接种流感疫苗是任何抗病毒药物都不可替代的最有效的预防方法，国外统计流感疫苗对于健康成年人的保护率高达 70%～90%，并可降低老年人 39%～75% 的病死率，但目前国内流感疫苗的接种率普遍较低！

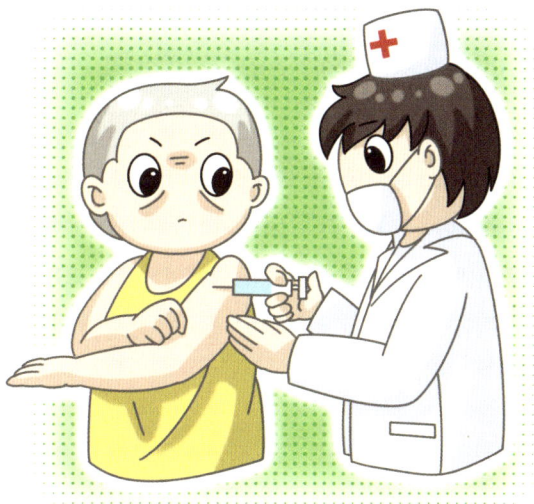

▶ 流感救治，黄金48小时

对于流感，应当及早地进行隔离治疗。早期、有效的抗流感病毒治疗对于缓解流感症状、缩短流感病程、减少流感导致的并发症和病死率、加快病毒的清除至关重要。

一般抗病毒治疗的时机为发病后、出现症状的 48 小时之内或在接触流感患者 48 小时之内。另外，重症流感高危人群及重症患者更加应该在 48 小时之内给予抗病毒治疗，不必等待病毒检测的结果，如果发病超过 48 小时也应给予抗病毒治疗。

抗病毒药物首选奥司他韦（达菲），其他还有扎那米韦和帕拉米韦，对甲型与乙型流感均有效。传统的金刚烷胺与金刚乙胺仅用于治疗甲流，对乙型流感无效。

▶ 如何正确服用奥司他韦

奥司他韦是治疗流感的首选药物，市面上有胶囊（达菲）和适合儿童服用的颗粒剂型（可威）两种。颗粒剂每袋 15 毫克，相比较于 75 毫克的胶囊剂，儿童服用更为简便，分剂量也更为方便，且不会出现吞咽困难的问题。

流感治疗的最佳时间是在流感症状开始的第一天或第二天。奥司他韦成人每次 75 毫克，每日 2 次，疗程为 5 天，可以与食物同服或分开服。1 岁及以上儿童需根据体重给药，每日 2 次，体重小于 15 千克的，每次 30 毫克；体重在 15 ~ 23 千克的，每次 45 毫克；体重在 24 ~ 40 千克的，每次 60 毫克；体重大于 40 千克的，每次 75 毫克。肾功能不全的患者在使用奥司他韦时，应当相应地调整剂量。

▶ 治疗流感，中药也有良方

在国家卫健委颁布的《流行性感冒诊疗方案》中，新增了中药治疗流感的指南。除方剂之外，可治疗流感的中成药名单中包括了疏风解表、清热解毒及宣肺止咳类药物，如金花清感颗粒、连花清瘟胶囊、清开灵颗粒（口服液）等，儿童可选择儿童抗感颗粒、小儿豉翘清热颗粒、小儿肺热咳喘颗粒（口服液）等。

根据现有的数据表明，中药中所含的多酚类与黄酮类物质对于流感有一定的治疗效果，如黄连、茵陈、厚朴、重楼等对流感病毒有抑制作用；黄芪、党参、灵芝等则可以提高人体的免疫力，也有助于对抗流感病毒，因而可以采用中成药来进行治疗。

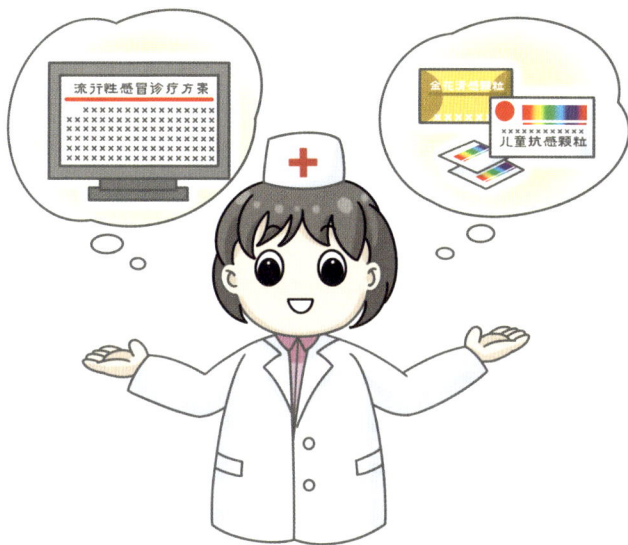

原则是，发病初期，可服用疏风解表、清热解毒的中成药。对于咽痛、目赤、高热、咳嗽、痰黏的患者，可选用具有清热解毒、宣肺止咳的中成药来进行治疗，如连花清瘟胶囊、小儿肺热咳喘颗粒（口服液）等。

▶ 病毒唑（利巴韦林），不能抗流感

利巴韦林是一种抗病毒的"老药"，通用名：三氮唑核苷，俗称"病毒唑"，很多人一看到这个名字就认为它能治疗各种病毒性疾病，其实这种想法存在很大误区。

该药为广谱抗病毒药物，适应证为病毒性的气管炎、支气管炎，以及病毒性肝炎，可用于下呼吸道感染，但不适用于病毒性上呼吸道感染的治疗，所以不能用于治疗流感。另外，长期大剂量使用该药可能导致贫血、白细胞减少等骨髓抑制作用，且有明显的致畸作用，故孕妇和哺乳期妇女禁用。

对于一些有适应证的病毒性感染，利巴韦林仍不失为一个可以酌情选择的良药，而一般的普通感冒发热、流行性感冒，并不适用。

▶ 能口服，不输液，输液堪比小手术

药品给药途径有很多种，口服、肌内注射和静脉输液是最为常见的。在这 3 种治疗方式中，口服的不良反应相对较轻，虽然起效慢但最为安全，药物残留少、清除迅速。输液是直接将药物输入人体静脉而进入血液循环，短时间内即可分布全身，但其所面临的风险远远比口服、肌注等给药方式来的大，输液堪比一次"小手术"，绝非危言耸听。

（1）输液可能发生渗漏性损伤，若药物外渗于血管周围组织，轻则引起局部肿胀疼痛，重则引起组织坏死。

（2）输液反应中最常见的是热原反应、过敏反应。可能导致高热、寒战、红疹、瘙痒、肿胀等情况。

（3）输液导致的感染可能让病原体如病毒、细菌进入人体而引发炎性反应，病原体还可能随血液循环直接扩散到全身引起败血症，甚至威胁生命。

（4）长时间输液可引起局部静脉炎，导致局部组织红、肿、热、痛，并会伴有机体的畏寒、发热等。

（5）心功能较差的患者，短时间内输入过多液体，心脏的负担骤然加重，有发生急性心力衰竭的可能。

事实上临床用药应当以安全为首选，口服给药应该是常规的给药方式。要正确认识静脉输液的利弊，不盲目输液但也不要完全规避。是否需要输液，要视患者病情的严重程度以及个体基础条件的差异而定，若碰到口服吸收不佳的药物或无法口服、需要禁食、意识不清、病情严重、吞咽功能障碍或处于麻醉状态的患者时才考虑输液。谨记：能口服，不输液，输液堪比小手术！感冒治疗更加不能轻易输液。

▶ 宝宝发热，对乙酰氨基酚和布洛芬切勿联合使用

关于布洛芬和对乙酰氨基酚在儿童退烧的治疗上能否合用，英国医学杂志（BMJ）报道了一个随机双盲临床试验。研究发现对于发热儿童（6 个月至 6 岁），对乙酰氨基酚和布洛芬的联合用药虽然在发热开始后的 4 小时内比单独使用对乙酰氨基酚效果好（主要体现在体温控制和降温速度两个方面），但并不比单独使用布洛芬疗

效更好，且应注意疗效和风险之间的平衡。

每增加 1 种药品，就会使吃错药的风险增加 1 倍左右。同时，一旦出现药品不良反应，很难分辨出是哪种药物所导致的，会增大治疗的难度。在儿童发热指南中，不推荐对乙酰氨基酚和布洛芬的联合用药方案，也不推荐对乙酰氨基酚与布洛芬交替用于儿童退热，只有在患儿的高热持续不退或者使用一种药物出现严重不良反应时，才能考虑在间隔 4～6 小时后换用另外一种作用机制不同的退烧药物。

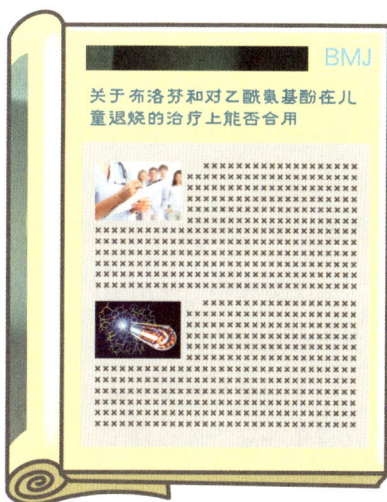

BMJ
关于布洛芬和对乙酰氨基酚在儿童退烧的治疗上能否合用

▶ 儿童退热，对乙酰氨基酚、布洛芬哪种强

布洛芬和对乙酰氨基酚都属于非甾体抗炎药物，俗称解热镇痛药，一般通过抑制前列腺素的合成来发挥解热、镇痛的作用，从而达到患者退热、缓解疼痛带来的不适等作用。对体温正常者并无影响，如果服用药物不会使其体温持续降低。

世界卫生组织（WHO）和美国食品药品管理局（FDA）均仅推荐布洛芬、对乙酰氨基酚作为安全有效的解热药物在儿科使用。

两者的退热原理和效果是相似的，但相对而言单次剂量的布洛芬退热作用相对较强，降温维持时间相对较长，但服用对乙酰氨基酚后患儿体温下降的速度在半小时内比布洛芬更为明显，也就是说起效较快。

儿童对布洛芬和对乙酰氨基酚耐受性都是差不多的。这两种药物的不

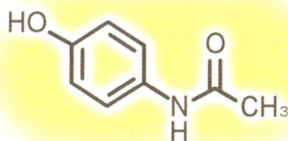

布洛芬

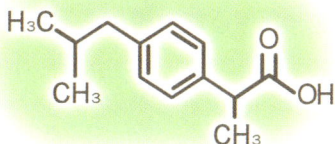

对乙酰氨基酚

相对安全

良反应的发生与年龄无关，事实上没有一种退热药是绝对安全的，都有发生过敏和肝损的可能。但就目前而言，如果没有禁忌证，这两种药物还是相对安全的，布洛芬和对乙酰氨基酚都可作为患儿退热的首选。

▶ 布洛芬，这些患者不宜用

布洛芬在临床应用中是公认最安全、最有效的解热镇痛药物之一。但患者的个体差异会严重影响布洛芬的安全性，以下患者不适宜使用：

（1）过敏性鼻炎、哮喘、鼻息肉者：布洛芬有诱发支气管痉挛的潜在风险，可加重或诱发哮喘，尤其是中、轻度哮喘儿童中更应禁用。

（2）肾功能不全者：长期大量应用布洛芬后可能会发生肾功能损害，所以肾功能不全者应慎用。

（3）血友病或其他出血性疾病：布洛芬可使出血时间延长或加重出血倾向，所以血友病或其他出血性疾病的患者，应慎用。

（4）心功能不全、高血压、水肿患者及周身性红斑狼疮患者：布洛芬有导致患者发生水钠潴留和水肿的可能，而红斑狼疮患者在服用布洛芬后发生过敏反应的危险性也随之升高，需慎用。

（5）体弱多病者及老年人：老年人体质下降，可能伴有动脉硬化、心功能不全、肝肾功能减退等情况，服用正常剂量的布洛芬，出现药物不良反应的可能性同步加大。

（6）有消化道溃疡病史或有潜在的消化性溃疡患者：虽然布洛芬胃肠道不良反应相对较小，但仍需谨慎，不良反应会包括产生新的溃疡等，所以有消化道溃疡病史或有潜在危险因素的患者应谨慎使用。

（7）孕妇、哺乳期的妇女和其他对非甾体抗炎药过敏者不适宜服用布洛芬。

▶ 您知道布洛芬正确的服用方法吗

原则上说，国内约定成俗的规定是成人使用布洛芬最大限量一般为每天 2.4 克

（国外一般建议每天不超过 3.6 克），且严格控制间隔，4 ～ 6 小时服用 1 次。体弱多病或老年人，尤其是心脏病患者或其他疾病已经引起肾血流量减少者，在使用布洛芬时应慎之又慎。

另外，儿童的用量为每次按体重 5 ～ 10 毫克 / 千克，每日 3 次服用，儿童的肝脏发育不完全，万万不能服用过量。

布洛芬用于解热时，连续应用不得超过 3 天，用于止痛也不得超过 5 天。

总之，只有做到合理、安全、正确地使用布洛芬，减少不良反应发生的可能，才能有效发挥布洛芬的治疗效果，为人类的健康保驾护航。

▶ 长期使用布洛芬，"良药"变"毒药"

布洛芬用于解热镇痛，具有效果优良、不良反应小的优点，其不良反应仅限于轻度消化不良、皮疹、转氨酸升高等，并且极为少见。《中国药典》也推荐患者在不能耐受阿司匹林、保泰松等药物时，用布洛芬取而代之。

目前在以布洛芬为主药的制剂中，有 13 个品种被列入了我国的非处方药物目录，是制剂品种最多的非处方类解热镇痛药物之一。事实上作为非处方药物（OTC 药物），不需要凭借医生处方就可以到药店进行购买，所以布洛芬在获取上更为便利。

布洛芬优势巨大，很多患者对于布洛芬倍加推崇，乃至盲目使用。然而，经过长时间的临床应用发现，不合理使用布洛芬会造成严重的不良后果，尤其是长期或超量使用布洛芬，危害重重。

在美国的《时代周刊》和《医学年鉴》中，都曾有过长期服用布洛芬造成肾功能衰竭的

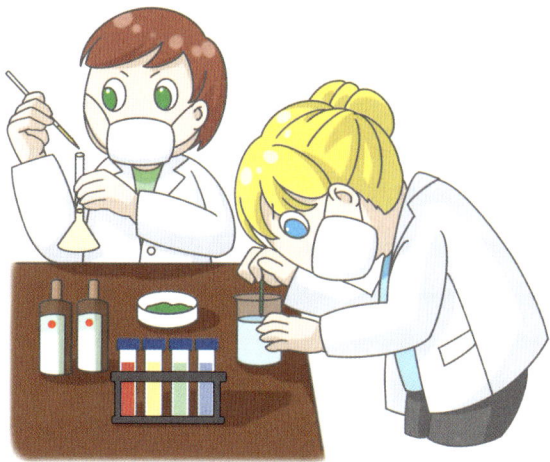

报道。另外，霍普金斯大学曾做过相关研究，在观察了 120 例轻度肾病患者后发现其中 30 例有超量或长期使用过布洛芬的用药史，并由此引发肾功衰竭。另外 20 例使用非医师处方剂量的布洛芬后，发生过有害的肾反应，但其肾功能指标都在停药后逐渐恢复。这一研究提示我们，布洛芬有可能会造成肾功能的损害，但是是可逆性的。

布洛芬虽是"良药"，但作为解热镇痛药物仍需严格参照规定的剂量和服药的周期服用，不可超量或长期使用，否则就会成为损伤身体的"毒药"！

▶ 小儿布洛芬栓怎么用

小儿布洛芬栓是常用的小儿退热外用制剂，需放置于直肠黏膜处，位置不正确，大大影响药物疗效，甚至不能起到有效的退热效果。正确的使用方法是：

（1）清洗双手及小儿肛门外露处。

（2）调整宝宝姿势，可采取左侧卧姿然后弯曲宝宝右膝，或者让宝宝自行站立，上身俯卧于家长腿部。

（3）剥去栓剂外裹聚乙烯膜，带上一次性指套，让宝宝放松肛门，把栓剂的尖端向肛门插入，并用手指缓缓推进，推入距离为距肛门口约 2 厘米处。

（4）合拢双腿并保持侧卧姿势 15 分钟，以防止栓剂被挤压出来。

（5）尽力憋住大便，用药后 1 ～ 2 小时内不排大便。

▶ 体温升高就吃对乙酰氨基酚，这样做对吗

对乙酰氨基酚，也称扑热息痛，是目前解热、镇痛、抗感冒的常用药物之一。正是因为对乙酰氨基酚的疗效确切、口服吸收快、常用剂量安全可靠，全球范围大多数国家将其作为非处方药物来管理及使用。在我国，多种西药及中成药物中均含有对乙酰氨基酚，如临床上常用的散利痛、日夜百服宁、白加黑、泰诺林、感冒灵颗粒等。

但是，这并不意味着患者体温一升高，就需要立刻服药，对乙酰氨基酚的合理使

用是有要求的！首先，体温超过 38.5℃ 时才需要服用退热药，一天服药次数不得超过 4 次，2 次用药间隔需达到 6 ～ 8 小时，最低不得低于 4 小时，同时多喝水来加快药物代谢。用于退热时连续使用不得超过 3 天，用于止痛时连续使用不得超过 5 天。若为复方制剂，应避免重复用药，且用药期间严格按照说明书或医嘱服用。

▶ 对乙酰氨基酚，服用过量会中毒

目前对于对乙酰氨基酚的使用存在误区。有患者认为服用较大剂量的药物有利于快速缓解疼痛或退热，有的患者更是同时服用 2 ～ 3 种含对乙酰氨基酚的药品，极易造成肝脏及其他脏器的损害。

对乙酰氨基酚一般推荐 1 天用量不超过 2 克，而美国食品药品监督管理局（FDA）明确指出日极限剂量为 4 克。用药过量会出现恶心、呕吐、腹痛、腹泻、厌食、多汗等症状，且可持续 24 小时。一般连续超剂量服用 2 ～ 4 天会出现肝功能损害，肝区疼痛、肿大或黄疸。对乙酰氨基酚通常的中毒剂量为成人超过 7.5 克 / 天，儿童超过 150 毫克 / 千克。一次服用超过 15 克，约 80% 发生严重的肝损甚至导致死亡。

一旦服药过量，出现异常情况应立即送医处置，医院及时进行催吐、洗胃并用乙酰半胱氨酸解毒。及时有效地处理可以很好地起到"亡羊补牢"的作用。

▶ 对乙酰氨基酚与乙醇同服，危害重重

对乙酰氨基酚对人体最大的伤害是对会对肝、肾造成刺激。实验证明，大量饮酒后服用对乙酰氨基酚，即便剂量不大也会导致肝损。

对乙酰氨基酚与乙醇同服，可以使对乙酰氨基酚的有毒代谢物短时间之内大量产生，无法完全被体内的谷胱甘肽解毒，从而一下子达到中毒剂量，进而导致有毒代谢物直接损伤肝组织，甚至导致肝衰竭引起死亡。

我国的非处方药物（OTC）药物，凡含有对乙酰氨基酚成分的在药品说明书上都会注明"服用本品期间禁止饮酒"或"本品不能与酒及含有乙醇的饮料同服"的警

示语。但由于不少人对非处方药存在误解，认为药店随便可以买到的药应该是非常安全，十分保险的，不去仔细阅读药品说明书及了解药物成分，最终造成了不可逆的伤害发生。

谨记！大部分感冒药都含有乙酰氨基酚的成分，所以在感冒期间为自身安全考虑，一定不能喝酒或喝含有乙醇的饮料！

▶ 儿童用的混悬液，您会正确储藏吗

未开封的对乙酰氨基酚混悬液（泰诺林）、布洛芬混悬液（美林）可以在室温下保存（10～30℃），应该放置在儿童不易接触的地方，需要避光、阴凉，一般在有效期内都是可以保证药效的。

开封后，则应拧紧盖子，放在冰箱中冷藏保存（2～8℃），以延长保存时间。但在开封后半年内未用完，就不要再给宝宝服用了。事实上当药效大打折扣时是不建议服用的。

▶ 感冒就用抗菌药物，不一定有用

很多人在未搞清楚感冒、发热的病因时，就自行服用抗菌药物。其实，如果是非细菌引起的感冒、发热，抗菌药物是没有任何帮助的，甚至还可能因为滥用抗菌药物而导致细菌抗药性的产生。一旦耐药性产生，当患者真正遭遇细菌感染时，抗菌药物的药效会减弱，患者的疾病一时难以治愈，此时必须加大用药剂量或联合使用其他抗菌药物，这样不但会影响治疗效果，还会加大药物的不良反应，甚至引起严重的后果，比如肝、肾功能损害等。

80%以上的感冒都是由病毒感染所导致的，抗菌药物对病毒没有杀灭作用。因此，如果并非细菌性的感冒，并不需要服用抗菌药物。多喝水、多休息，饮食清淡，适当服用中成药，比如感冒冲剂、板蓝根冲剂、维C银翘片等，却对疾病的康复大有好处。

▶ 感冒时服用抗菌药物，疗程是多久

抗菌药物，起到杀灭或抑制细菌的作用，且仅当抗菌药物在体内的浓度达到一定浓度水平时才能发挥相应的作用，所以抗菌药物药效的发挥需要一定的时间。

一方面，当症状缓解时，细菌感染可能只是被控制，细菌并未被完全杀灭，此时停药容易出现病情反复。另一方面，当细菌感染完全清除，再继续使用抗菌药物，容易造成细菌耐药，可能引起一系列的不良反应。那么，细菌感染所引发的感冒，到底应该吃多久的抗菌药物呢？

大家要明确，抗菌药不能随意使用，应通过相应检查，确定是细菌感染和感染菌的种类后，遵医嘱选用。医生会根据患者的个体情况和基础水平制订用药方案和疗程。抗菌药物的使用疗程因感染程度的不同而各异，一般在体温恢复正常、症状消退后，需继续使用 3～4 天，即所谓"贯序治疗"。

其实在疾病的治疗上，前几天使用抗菌药物的主要目的是为了缓解症状，而后几天则是为了彻底杀灭病原性微生物，防止死灰复燃。这一原则至关重要，所以切勿因为惧怕耐药性而在疾病刚刚有所好转时，就停止服用抗菌药物，这是种"矫枉过正"的做法。最安全合理的方法是抗菌药物的用法用量都谨遵医嘱！

▶ 复方甘草口服溶液与头孢类抗菌药物同服，小心中毒

复方甘草口服溶液在炮制过程中，以乙醇作为溶媒，其流浸膏也是乙醇，乙醇进入体内后，会经氧化代谢而产生乙醛，乙醛在肝细胞内需经过乙醛脱氢酶的作用进一步代谢为乙酸，最终生成二氧化碳和水，排出体外。如果同时服用头孢类抗菌药物，就可能会抑制乙醛脱氢酶的活性，使乙醛不能正常代谢为乙酸而在体内蓄积，导致乙醛中毒而出现"双硫仑样"毒性反应。

出现"双硫仑样"毒性反应的患者，尤其是老年患者，会出现面部潮红、头痛、眩晕、腹痛、胃痛、恶心、呕吐、气促等症状，甚至可能发生过敏性休克，血压降低并伴有意识丧失，需及时前往医院进行急救。

除了头孢类抗菌药物，复方甘草口服溶液也不能同甲硝唑同服，同样会影响乙

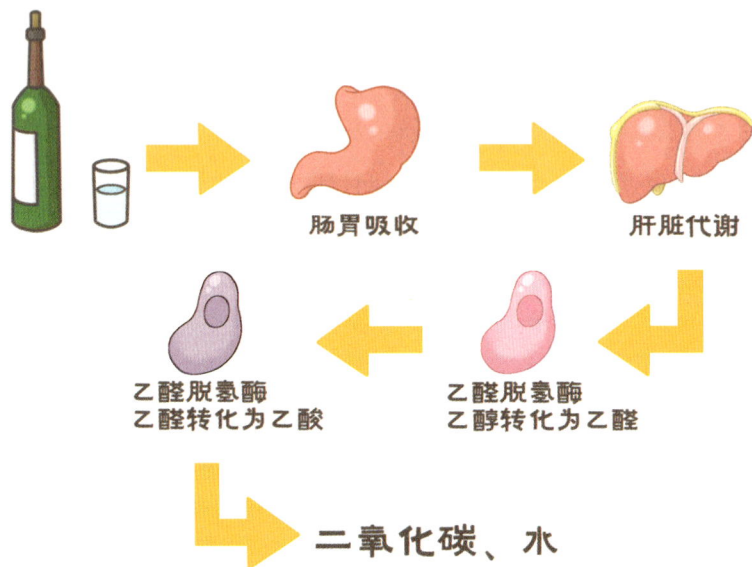

肠胃吸收　　　　　　　肝脏代谢

乙醛脱氢酶　　　　　　乙醇脱氢酶
乙醛转化为乙酸　　　　乙醇转化为乙醛

二氧化碳、水

醇代谢。而服用头孢类抗菌药物时，也不能同服藿香正气水、十滴水等含有乙醇的药物，同样可能会引发"双硫仑样"毒性反应。

▶ 咳嗽用药，有痰、没痰很关键

镇咳祛痰药可用于对抗感冒所引起的咳嗽、咳痰。常用的镇咳药物有可待因、右美沙芬、那可丁等，祛痰药有愈创甘油醚、氨溴索、氯化铵等。

在服用镇咳药物时，应当考虑的是患者是否有痰，以免镇咳后不利于痰液地咳出而阻塞气道，反而会加重病情。务必注意以下几点：

（1）镇咳药会抑制大脑中枢，对呼吸道感受器传来的神经冲动不敏感，不能发出咳嗽反射。

（2）镇咳药会抑制支气管腺体的分泌，可使痰液变得黏稠而难以咳出体外。

（3）镇咳药会抑制呼吸道纤毛地摆动，不利于痰液地排出。

镇咳药在有痰液的情况下致使大量痰液阻塞呼吸道，容易继发感染从而加重病情，还可出现呼吸困难、胸闷等症状。所以，在发生咳嗽、咳痰时，应考虑先祛痰，后止咳。

▶ 中药咳嗽药水有很多，用药要合理、安全

外感咳嗽，也就是感冒后出现的咳嗽，中医定义为急性病的治疗，在药物选用上细分为以下几类：

（1）散寒止咳剂：用于风寒束肺、肺失宣降所致的咳嗽，表现为咳嗽、声重、鼻塞、咳痰清稀量多、气急、胸膈满闷等症状。如杏苏止咳糖浆。

（2）清热止咳剂：用于肺热所致咳嗽，表现为咳嗽、痰多黄稠、胸闷等症状。如急支糖浆、百咳静糖浆。

（3）燥湿止咳剂：用于痰湿阻肺，表现为咳嗽、痰多黏稠、不宜咳出等症状。如橘红痰咳液。

（4）润肺止咳剂：用于燥邪犯肺，表现为咳嗽痰少、不宜咳出、或痰中带血等症状。如川贝雪梨膏。

（5）泄热平喘剂：用于肺热喘息，表现为发热、咳嗽、气喘、咯痰黄稠等症状。如止咳平喘糖浆。

（6）化痰平喘剂：用于痰浊阻肺，表现为喘促、痰涎壅盛、气逆等症状。如咳喘宁口服液。

（7）补肺平喘剂：用于肺虚，表现为喘促、气短、自汗、神疲乏力等症状。如咳宁糖浆。

（8）纳气平喘剂：多用于重症患者。

中药咳嗽药水有很多种，在选药、用药时一定要辨清症状。由于中成药大多在不良反应上尚缺乏数据，建议在服用前一定要咨询专业医生或药师。

▶ 感冒服药时，请不要吸烟

吸烟有害健康是人尽皆知。事实上吸烟还会对平喘药和解热镇痛药的药效产生很大的影响。

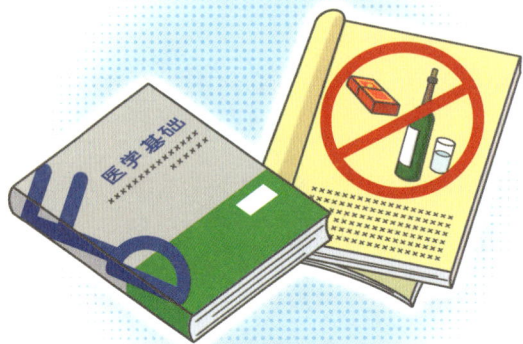

吸烟可使氨茶碱、溴化异丙托品等平喘药的药效降低。有调查显示，吸烟者血液中茶碱清除率比非吸烟者增加58%～100%。另外，长期吸烟的人，可在气管内膜形成一层烟焦油，也会影响平喘气雾剂如布地奈德等在气管中的吸收，从而降低药物疗效。

吸烟还会使对乙酰氨基酚等解热镇痛药的代谢加快，疗效显著下降，甚至仅为不吸烟患者的1%。并且因为其代谢产物不能迅速地排出，药物成分蓄积在体内而发生药物中毒。

因此，一旦遇到感冒、发热、腰酸背痛，在服药过程中，一定要远离香烟。不仅仅是这些常见的疾病，几乎所有的医学和药学的教科书上提及药物治疗的都会有"戒烟限酒"4个字。谨记：服药期间抽烟，抽的不是香烟，"抽掉的"是您的健康！

谨慎用药

——儿童合理用药 36 计

儿童乱用成人药酿大祸

小儿用药的注意事项

婴幼儿用药四大原则

外用退热栓剂，利弊知多少

小儿止咳祛痰药的选择

……

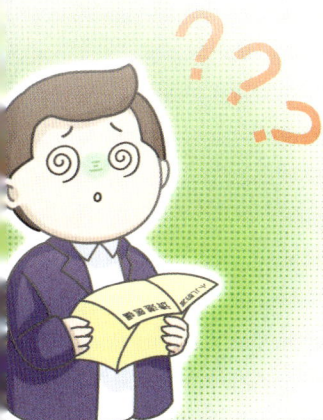

　　儿童是国家的未来和民族的希望，儿童的健康更是关系到亿万家庭的幸福和整个社会的和谐。据近年来的《儿童用药安全调查报告白皮书》显示，中国儿童用药不良反应发生率约是成人的 2 倍，新生儿更是高达成人的 4 倍。据不完全统计，我国每年约有 3 万儿童因为用药不当陷入无声的世界，更有不少儿童因用药不当造成肝肾功能、神经系统的损伤，甚至每年还有约 7 000 名儿童因用药不当导致死亡……这一系列数据触目惊心。因此，对于儿童合理用药的正确指引，迫在眉睫。

　　那么，如何正确对待儿童用药呢？家长应该认识到儿童作为特殊群体，正处于快速生长发育阶段，身体的各个组织、器官还未发育完全，许多成人药品并不适用于儿童，儿童用药的剂量也并非随意减量这么简单，适用成人的药物剂型也不可以贸然就让儿童使用。此外，针对发热、咳嗽、腹泻等儿童的常见病，想当然地使用解热镇痛药、镇咳药、抗菌药物是非常不妥的，这样做不仅对疾病不利还有可能会对儿童的健康造成危害。

　　事实上，对于处于不同生长发育阶段的儿童，如何选择正确的药物、剂量、剂型，并充分考虑药物的相互作用、禁忌证、儿童的生活习惯与饮食习惯对药物疗效产生的影响，这些问题相当专业，且纷繁复杂，但又确确实实关乎每一位儿童的身体健康。

▶ 小儿用药剂量不简单

　　孩子是一个家庭的重中之重，对于儿童的呵护容不得丝毫马虎，尤其是在用药上。儿童处于生长发育的快速阶段，身体的各种脏器、组织及各项功能都还未发育完善，因而对许多药物较敏感，考虑到儿童的发育特点，不能简单地将成人用药减半给儿童服用，小儿用药的剂量其实应该根据他们的发育特点来确定。

研究表明，传统上根据幼儿年龄基于成人用药剂量减量折算的方法，可以满足大部分儿童的药物剂量调整要求，但某些药物需要更准确的给药剂量，可以在测定血液中药物浓度的情况下进行调整。

▶ 小儿用药现状及存在的问题

许多人错误地把小儿用药看成是成人用药的缩减，认为小孩子是"缩减版的大人"，造成小儿用药成人化，以致出现不少问题。常见的小儿用药问题有：

（1）抗菌药物的滥用。

（2）解热镇痛药的滥用。

（3）微量元素和维生素当做营养剂使用。

▶ 儿童用药难的一大原因——说明书让人费解

儿童用药种类匮乏，在说明书设置方面，也存在诸多问题。类似于说明书中常见的"小儿酌减""请遵医嘱""不良反应尚不明确"等话语让家长不犯糊涂都难。大部分药品说明书虽然是按照《药品包装、标签和说明书管理规定》的格式进行撰写的，但具体的内容篇幅较少，甚至根本没有。如很多中成药中没有儿童剂量；有些说明书在儿童用药安全性等基本信息方面只是注明"未进行该项实验且无可靠参考文献"等。

在目前儿童受试者有限，儿童用药资料严重缺乏的情况下，药品说明书标识以外的用药行为不可避免，因为药品说明书用法在一定程度上滞后于科技的发展和文献的更新，有它的局限性。

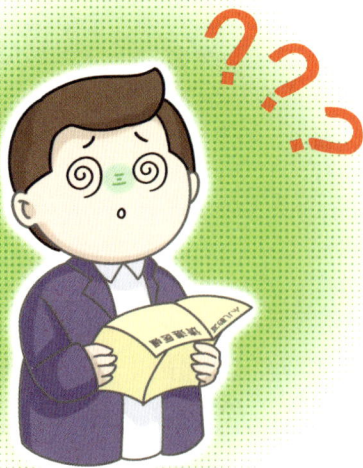

▶ 儿童乱用成人药酿大祸

有报道孩子因过量服用诺氟沙星而出现四肢震颤，伤及中枢神经，肾脏也有伤害。究其原因是家长拿成人药随便给孩子吃，而这样的父母并不少见。

另外，不少感冒药能收缩毛细血管，还能兴奋中枢神经。治疗成人感冒的常用药，几乎大部分不能给儿童用，即便用也不能参照成人剂量。现实中，不适合儿童却被用于儿童治病的药远不止抗菌药物、感冒药等，忽视剂量，擅自给孩子"下药"是会酿成大祸的。

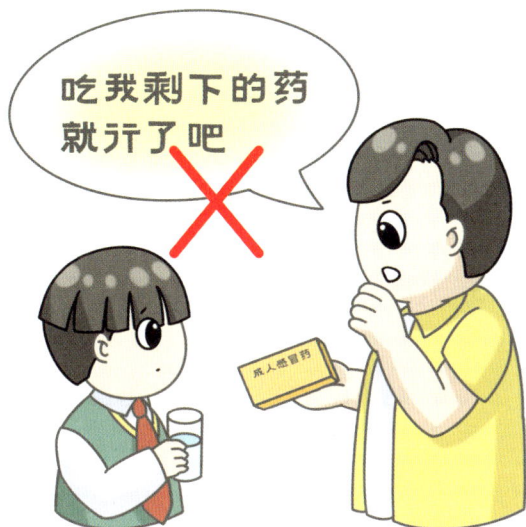

不可擅自给儿童使用成人感冒药

儿童肝、肾等脏器发育不完善，解毒排泄功能弱，容易使药物在体内蓄积，引发不良反应，小病用药不当导致大病就医的案例触目惊心。

▶ 儿童功能性便秘，服用益生菌制剂应注意哪些

儿童功能性便秘，临床上常用益生菌类制剂治疗，一般以活菌、多菌颗粒剂或散剂为佳，因能提高患儿的服药依从性，如枯草杆菌、肠球菌二联活菌多维颗粒（妈咪爱）；口服双歧杆菌、嗜酸乳酸杆菌、肠球菌三联活菌散（培菲康）等。

服用此类制剂，应注意用药合理性：

（1）如为活菌制剂，需用低于40℃的温开水送服，以免制剂中活菌被灭活。

（2）建议饭后服用，尤其对于不能耐受胃酸破坏的益生菌类制剂。

（3）若为肠溶制剂应整片或整粒吞服，不可嚼碎，且宜空腹服用。

（4）活菌制剂不宜与收敛吸附剂（如铋剂、鞣酸、活性炭）同时服用，以免吸附

或杀灭活菌，降低疗效。

（5）不宜与抗酸药、抗菌药物合用，以免减弱其疗效，如确需服用，应分开且间隔一定时间。

▶ 您知道婴幼儿滥用抗菌药物的后果吗

上呼吸道感染，甚至病毒性感冒，使用抗菌药物的比例很高。另外，对急诊患儿，有的先给予庆大霉素，名曰保险，不用皮试，殊不知有导致肾毒性和耳毒性的严重后果。

而对于感染性腹泻，有时会不恰当地给予抗菌药物治疗。事实上婴幼儿感染性腹泻为轮状病毒和肠产毒性大肠埃希菌感染，使用抗菌药物既不能缩短病程，亦不能减轻腹泻症状，相反还会导致耐药菌株和二重感染的产生。

▶ 小儿解热镇痛药使用注意事项

解热镇痛药是小儿最常用的退热、止痛类药物，临床应用广泛，但是由于个体差异，对药物的反应各不相同，经常有不良反应的出现。所以儿童解热镇痛安全用药就是根据患儿个人的病情、体质、家族遗传病史和药物的成分等全面情况，准确地选择适合他们的药物、真正做到"对因治疗"。

新生儿使用含阿司匹林的制剂，易引起瑞氏综合征。对乙酰氨基酚和布洛芬是目前应用最广的解热镇痛药，疗效好、不良反应小，口服吸收迅速、完全，但剂量不宜擅自增加，3岁以下更应谨慎，连续使用不要超过3天。

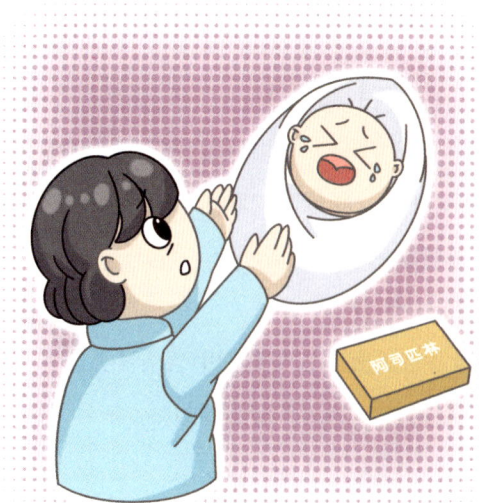

▶ 抗感冒和镇咳药可以随意给孩子服用吗

美国于 2007 年 8 月发出警告，禁止将抗感冒和镇咳用的非处方药（OTC 药物，即无须凭处方就可以自行购买的药物）用于 2 岁以下婴幼儿，并建议 6 岁以下的小儿也勿使用，6 ～ 11 岁小儿慎用，除非有专业人员指导。并要求企业修改说明书。

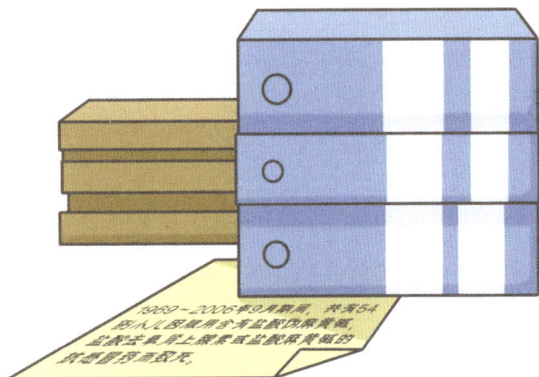

FDA 追溯档案记录，发现在 1969 ～ 2006 年 9 月期间，共有 54 例小儿因服用含有盐酸伪麻黄碱，盐酸去氧肾上腺素或盐酸麻黄碱的抗感冒药而致死；另有 69 例因服用含有抗组胺药盐酸苯海拉明，马来酸溴苯那敏或马来酸氯苯那敏（扑尔敏）的抗感冒药而致死，其中大多数为 2 岁以下的婴幼儿。

▶ 微量元素和维生素是安全的营养剂吗

微量元素锌和维生素是家长最喜欢给儿童添加的营养剂，殊不知当锌的浓度达到 15 毫克 / 升会有损害巨噬细胞和杀灭真菌的隐患，可增加脓疮病的发病概率，因此在补锌时，应注意可能伴随的并发症。服用维生素更应根据儿童的身体需要，若滥用和过量长期使用则会产生毒副反应。

那么小儿生病时是不是一定要吃药或者补充营养剂呢？未必，有些疾病通过饮食调节、加强护理等即可康复，例如受凉感冒、轻微腹泻等。一般是否需要吃药应由医生决定，父母不要自作主张，主动要求打针、开药都是不可取的。如果必须服药，父母除了要注意喂药的方法外，一般用药的常识亦不可疏忽。

► **了解小儿药品中常见复方制剂的成分，避免重复用药**

临床上应用的解热镇痛药单纯制剂有：阿司匹林、安乃近、扑热息痛、氨基比林、消炎痛、布洛芬、萘普生等。除此之外，还有许多常见的复合制剂，常用的感冒通、维 C 银翘片、速效感冒片和一些抗感冒冲剂中，都含有解热镇痛药的成分，而泰诺林滴剂和酚麻美敏口服液都含有对乙酰氨基酚等。

如果家长不了解些复方制剂的药物成分，就有可能引起单纯制剂与复合制剂的重复用药问题，有可能因超量使用而增加不良反应的发生率，甚至引起严重不良反应。因此在使用各种抗感冒药之前，一定要看清药物说明书，以避免重复用药。

► **小儿，请远离这四大类抗菌药物**

儿童处于生长发育的特殊时期，机体的免疫力低下，易患呼吸道感染性疾病。孩子病了，有的家长习惯自己选药为孩子治疗。但是，由于儿童各脏器的发育尚不完善，对药物的不良反应较敏感，故应慎用或禁用下列四大类抗菌药物：

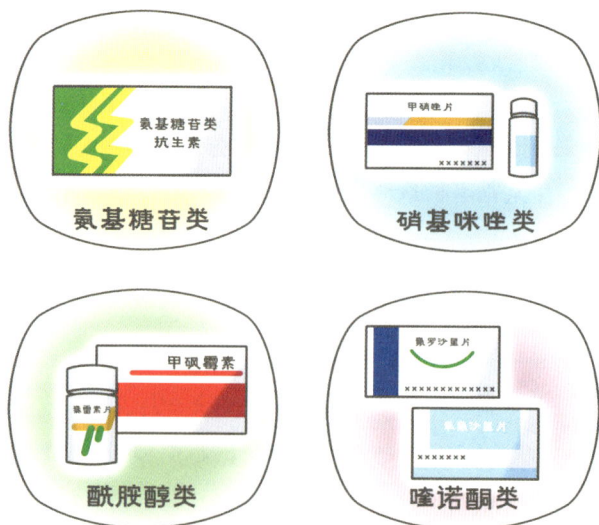

氨基糖苷类

硝基咪唑类

酰胺醇类

喹诺酮类

儿童应慎用或禁用四大类抗菌药物

（1）氨基糖苷类。包括庆大霉素、丁胺卡那霉素、链霉素等。卫生部已明确规定6岁以下的儿童禁止使用这类药品，这类药品具有较强的耳毒性和肾毒性。

（2）硝基咪唑类。包括甲硝唑、奥硝唑、替硝唑等。这类药有较大的毒性作用。

（3）酰胺醇类。包括氯霉素、甲砜霉素等。这类药的毒性较大，目临床已经很少应用。儿童使用酰胺醇类药后，可出现再生障碍性贫血、灰婴综合征等病症。

（4）喹诺酮类。包括诺氟沙星（氟哌酸）、环丙沙星、氧氟沙星（氟嗪酸）、左氧氟沙星、莫西沙星（拜复乐）等。这类药可使儿童的骨关节发生病变，影响儿童的生长发育，18岁以下儿童禁用。

▶ 外用激素类软膏，小儿用药牢记几点

外用激素类软膏，儿童用药应慎之又慎！

（1）避免使用添加了超强效糖皮质激素的软膏，如丙酸氯倍他索、戊酸倍他米松、卤美他松等。

（2）弱效及中效外用糖皮质激素类软膏则是儿童使用的首选。如醋酸氢化可的松、曲安奈德等。

（3）儿童外用糖皮质激素引发系统性不良反应的风险远大于成人，且儿童对于外用药物吸收后的代谢功能尚未发育成熟，所以应权衡使用。

（4）如是臀部外用软膏，因婴儿尿布具有封包作用，外用药物吸收量会明显增加，因而在用药时一定要考虑周详。

▶ 小儿用药剂型很重要，口服剂型是首选

儿科的泰诺林滴剂、百服宁混悬液、美林混悬液等药物均是经口给药，从而减少患儿对肌内注射的抵触情绪，提高了患儿的用药依从性。这些制剂有小儿喜欢的水果味道，外包装美观，另配有滴管或量杯，服用方便，分剂量准确，患儿乐于接受，也是家庭必备的优良退热药。

另据报道，美林在 4 小时内退热速度与安乃近注射剂相同，而安乃近的不良反应较多且严重。另外，口服药比注射药在家庭使用上也更方便。

▶ 小儿用药原则牢记心中

小儿用药需小心，注意事项牢记心：

（1）熟悉小儿用药特点，不滥用药物。

（2）严格把握剂量，注意时间间隔。

（3）选择合适的给药途径。

（4）根据病情选择用药，诊断不明请勿用。

（5）用药疗程宜短。

▶ 小儿用药的注意事项

（1）不要擅自更改用药剂量。剂量是依据孩子的体重、年龄、性别、给药方法、排泄率及药物的作用等条件来决定的，随便更改会降低药效，甚至增加不良反应。

（2）要按照处方正确服药。例如药水、糖浆用前要摇匀；药物宜避光并存放在阴凉处；夏天时，药水易变质或生蜉蝣物，不宜存放太久；药物出现标记脱落、变色、产生沉淀或混浊有杂物等情形时，应弃用。

（3）注意服药时间的正确性。按照医生、药师指定的时间睡前、饭后、两餐间服用、顿服或临时用药。

（4）避免孩子误食药品。药物应放在高处等孩子不易拿到的地方，避免孩子误食而引起意外伤害。

（5）喂药时不可过度强迫。喂药时动作应缓和，小心避免呛入气管，引起吸入性肺炎或梗塞。

（6）注意喂药方式。根据不同年龄采用不同的方式，鼓励小儿自主吃药，婴幼儿（3 岁以内）则放在奶瓶中吸吮。

▶ 小儿患病、用药，轻重缓急要分清，及时就医很重要

小儿出现某些病症时，只要不是急症，不能凭借经验或打听互传而自行治疗，先观察为主。如孩子没有出现明显的哭闹、焦躁，且不影响正常的日常作息，那自愈的可能性还是很高的。假如症状较剧烈，患儿出现明显的哭闹，那就应该及时就医，自我医疗、先期用药反而会改变疾病症状的表现，大大干扰医生的诊断与治疗。

事实上，现今科技引领生活，网络搜索引擎非常发达，但过多依赖之并经常用于孩子疾病的诊疗肯定是遗患多多，"越看越像，就是这个病"的情况不是件好事。宝爸宝妈们应提高分辨信息可靠性的能力，将疾病的治疗和药物的使用交由专业的医生、药师来进行，这才是对宝宝的负责，对孩子的关爱。

▶ 常见抗菌药物引起儿童的不良反应

（1）青霉素：除过敏反应外，钠盐大剂量快速静注可引起钠负荷过度造成充血性心力衰竭。在氨苄青霉素应用中，约有 10% 的小儿发生腹泻。

（2）四环素：在体内存积于骨和牙质中，引起变色和釉质发育不全，即常见的"四环素牙"，在 7 岁以前是禁止使用的。

（3）喹诺酮类：会影响小儿的关节软骨发育，因而 18 岁以下儿童禁用。

（4）庆大霉素、卡那霉素、链霉素以及小诺霉素：可引起小儿听力神经及肾脏损害。

（5）氯霉素：可抑制骨髓造血、增加灰婴综合征的危险性。

（6）异烟肼：可引起儿童肝损害、神经炎、小脑功能障碍和惊厥。

▶ 其他常见儿童用药及其不良反应

（1）解热镇痛药：过敏性体质的儿童服用阿司匹林可发生假变应性反应，如支气管痉挛、鼻炎和荨麻疹；可待因可引起便秘。

（2）驱虫药：枸橼酸哌嗪（驱蛔灵）剂量过大可引起小儿共济失调、眼球震颤和反射减弱。

（3）平喘药：舒喘灵可引起儿童震颤、头痛、头晕、心悸和心动过速。茶碱可引

起儿童失眠、震颤、神经过敏、烦躁，剂量过大可引起全身性惊厥。

（4）激素类药物：可使小儿对感染性疾病易感性增加、出现向心性肥胖、半月脸、多毛、高血升高等情况。

▶ 小儿用药禁忌

（1）忌过量服维生素 A：维生素 A 服用过多可影响骨的发育，对软骨细胞造成破坏，骨只长粗而不长长，影响孩子长高。

（2）忌服速效感冒胶囊：婴幼儿的神经系统发育尚未完全，肝脏解毒功能也不健全，在感冒发热时若服用了速效感冒胶囊，易引起惊厥、血小板减少，甚至肝脏损害。

（3）忌滥服补药：给小孩服用中药滋补剂（人参蜂王浆、冬虫草精、北芪精等）的现象，近年来可说是司空见惯。家长是好心，但后果很严重，其中最常见也较为糟糕的是：不少中药补品中含有激素或具激素作用的物质，儿童服药，可能出现性早熟。

▶ 小儿使用外用药要谨慎

（1）小儿的皮肤娇嫩，吸收和渗透能力强，进行皮肤消毒时一般不宜使用刺激性很强的药物，如水杨酸、碘酒等，以免使皮肤发生水疱、脱皮或腐蚀。相对而言最为适合作为儿童外伤创面消毒剂使用的是碘伏，有效成分是有机碘，刺激性和毒性作用都较小，同时持续作用时间长。

（2）婴幼儿对滴鼻净（萘唑啉）极为敏感，可引起中毒症状。

（3）乙醇用之不当也会造成吸收中毒，如小儿高热用大量乙醇擦浴，可引起昏迷、呼吸困难等，甚至引起肝损害。

（4）炉甘石洗剂可用来辅助治疗小儿湿疹。使用前应振摇充分，这样才能保证有效成分均匀。涂抹时务必完全覆盖小儿患处，宜薄而均匀。切记：涂布不均匀会影响疗效，增大不良反应发生的概率。

（5）皮质激素类软膏大面积外用能引起全身水肿，长期使用则会令儿童皮肤变薄，感染加重，甚至影响生长发育。其引发系统性不良反应的风险远远大于成人。

▶ 新生儿用退热药要谨慎

新生婴儿比较容易发热，因其体温调节中枢功能不完善，服用退热药后，常可使体温突然下降，出现皮肤青紫，严重者还可出现便血、吐血、脐部出血、颅部出血等，极端例子会因抢救不及时而死亡。处理新生儿发热的最好办法是物理降温退热，如暴露肢体、枕冷水袋、湿毛巾擦拭、冰敷降温等等，同时适量地多喝水，以加速代谢，进而帮助退热。当体温超过 38.5℃ 时应用退热药物。

▶ 婴幼儿用药四大原则

（1）用法用量要精准：不论是药品的使用时间、频率，还是次数、用量等，都需要严密管控。一旦超出剂量，就容易引发中毒，而剂量过少则不易达到疗效。就 1 岁以前的婴幼儿来说，最好以水剂为主，不但用量精确，宝宝也更易于接受。

（2）使用方法经医师确认：虽然大部分婴幼儿用药对肠胃的伤害都很小，在饭前或饭后服用均可，但具体的使用方法仍需经过医师确认，才能保证收到最好的疗效，同时将对宝宝身体的影响降到最低限度。

（3）尽量不混合用药：某些药物与乳制品相结合后会导致药效降低，因此不建议把药物加入牛奶中食用。此外，葡萄柚汁会让某些药物的代谢变慢，也建议避免并用。

（4）不"跟风吃药"：使用药物最忌"跟风吃药"，"你好，我也会好"的想法不可取。即使是类似的症状，在判断上也很容易出错，毕竟病因可能有很大不同，而且每个小孩的基础水平都不一样。个体化给药，为小孩"度身定制"才是上上之举。

▶ 小儿服用退热药，合理使用知多少

当体温高于 38.5℃ 时，代谢过快会导致人体消耗明显增加，严重者甚至会出现昏迷、肝肾功能损伤，儿童则可能出现高热惊厥、神经系统受损等不良后果，此时需服用退热药，必要时结合物理退热疗法，同时也要多喝水。

一般退热药起效在 30 分钟到 2 小时，用药间隔时间为 6～8 小时，最短时间间隔不低于 4 小时，24 小时内不超过 4 次。退热需要 1 个过程，不宜过快，一般体温

降到 38.5℃时即可。若短时间内重复多次服用退热药，往往会引起大量出汗导致脱水、虚脱，同时也可能会增加退热药的不良反应，引起肝肾功能的损伤。故谨记：退热药不宜在短时间内重复服用。目前，世界卫生组织（WHO）推荐的较为安全的退热药为：对乙酰氨基酚（泰诺林）和布洛芬（美林）。

▶ 退热药的选择，还应注意这些

理论上在退热药的选择上，应尽量选择只使用一种退热药，以降低合并用药后不良反应发生的风险，同时便于在发生不良反应时，寻根溯源。在服用复方制剂时，应注意其中是否含有与退热药相同的组分，以避免重复用药，例如，在服用含退热成分对乙酰氨基酚的日夜百服咛缓解感冒症状时，再服用对乙酰氨基酚控释片（泰诺林）则可能造成剂量过大。

对于儿童而言，一般首选不良反应较小的对乙酰氨基酚或布洛芬作为退热药比较适宜，若服用一种药物出现呕吐时或持续高热不退时，一般可考虑在 4～6 小时后换用另外一种。

退热药作为一种缓解症状的药物，并不能根除引起发热的病因。因其存在着一定的肝肾毒性与神经毒性，一般建议退烧药连续使用不超过 3 天。

▶ 儿童用混悬制剂，用后如何安全储存

对乙酰氨基酚混悬剂、布洛芬混悬剂或酚麻美敏混悬剂，是儿科常用的缓解发热、感冒症状的药物，安全有效。服药后，疾病治愈，但还剩余很多，弃之可惜，那如何安全储存，以备下次使用呢？

应拧紧盖子放在冰箱中（2～

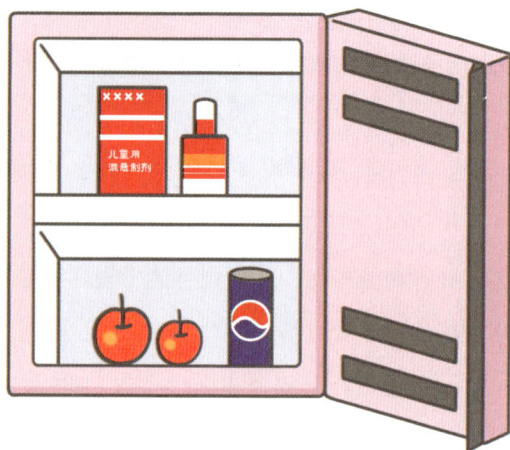

8℃）储存，千万不能冷冻，可保无虞。但记住，半年左右也应该更换了，因为药效已经大为下降。药品选择很重要，安全储存则是重中之重。

▶ 外用退热栓剂，利弊知多少

外用退热栓剂有对乙酰氨基酚栓、布洛芬栓、吲哚美辛栓、阿司匹林栓等，儿童退热时应使用对乙酰氨基酚栓或布洛芬栓。

选用栓剂时，应注意塞药的深浅，如塞药较深（距肛门口约 6 厘米）药物会先达肝脏而大部分被灭活。塞入较浅（距肛门约 2 厘米）时，则可避免肝脏的首过效应，到达作用部位起效，但之后还是要通过血液循环到达肝脏而被代谢灭活。在这一阶段，口服药和栓剂的代谢途径是相同的，也就是说，通过栓剂吸收的药物最终也需要肝脏代谢解毒，过量使用同样会伤肝，因此"栓剂的不良反应比口服小，不伤肝"的说法不正确，只有严格按说明书推荐剂量使用才是王道，超剂量使用都会伤及肝脏。

栓剂的优点在于，对于服药后易呕吐、吞咽困难、昏迷的患者、哭闹不愿服药的儿童，仍可给药；可降低药物对胃部的刺激性等。缺点在于，其剂量不易调整；给药不方便；多次用药可刺激肛门；易引起腹泻等。

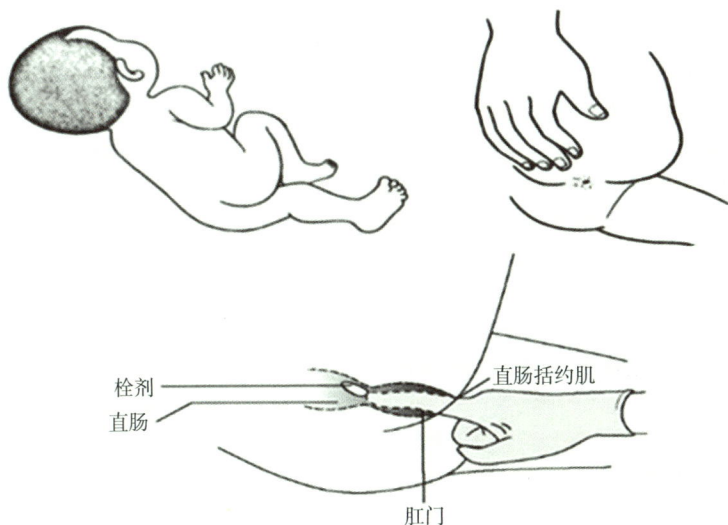

栓剂
直肠
直肠括约肌
肛门

▶ 儿童补钙，好处多多！但适可而止

钙是孩子生长发育的重要的营养元素，但所有的孩子都需要补钙吗？一般地说，非早产或双生的纯母乳喂养的宝宝，由于母亲乳汁内本身就含有丰富的钙元素，这个时期发育所需要的钙完全可以由母乳中获得，那么父母就不需要再额外给孩子补充钙剂。

非母乳喂养的婴儿，虽有母乳喂养但母乳含钙量偏低的婴儿，6个月后逐渐添加辅食的婴儿以及有牙齿稀松或个子不高的家族遗传基因的婴儿一般需要补钙。

婴儿补钙也要抓住"黄金时机"，到了4～6月时，婴儿开始添加辅食，每天的喝奶量逐渐减少，钙摄入也减少，而5～11个月的婴儿对钙的摄取量每天又增至400毫克，因此，婴幼儿从这时起应开始补充钙剂。

事实上，对于一般成年人的钙需求量是850毫克/天，而对于儿童而言6个月以下为300毫克/天，6个月～1岁为400毫克/天，1～4岁为600毫克/天（注意：1中杯牛奶的含钙量为250毫克）。

其实钙剂也是药物，药物在体现药效的同时一定会有不良反应存在，合理用药就是在凸显药效和尽可能减少不良反应的发生和发展的同时寻求安全的剂量、疗程和联合用药，此点对于孩子，更加重要！

所以，补钙绝非多多多益善，补钙过量反而不利于儿童健康，甚至会导致结石、高钙血症等严重问题，所以请给孩子适度补钙。

谨记孩子补钙的原则：①少量多次。②结合餐食补钙。③多晒太阳、多作户外运动，促进合成足够多的维生素D，有利于钙质吸收！

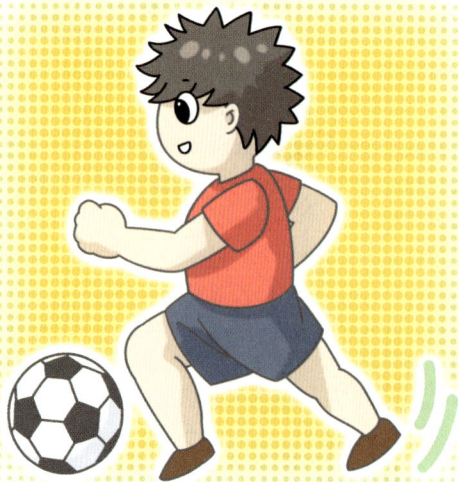

▶ 老小有异，如何正确选择钙剂

目前市场上的钙剂主要分为一代的无机钙、二代的有机钙、三代的超微粉化碳酸钙制剂与具有生物活性结构的有机酸钙。

（1）无机钙：为钙的无机盐，如碳酸钙、氧化钙、磷酸钙等，虽价格低廉、含钙量高，但其溶解度较差，需大量胃酸将其溶解，释放出钙离子后，才可被人体吸收。另外，该类钙剂对胃肠道的刺激性也较大。

（2）有机钙：如乳酸钙、葡萄糖酸钙、醋酸钙、马来酸钙等，虽溶解性较好，胃肠刺激性较小，但其含钙量较低，需服用大量钙片，且长期服用可致有机酸离子蓄积，引发不良反应。

（3）超微粉化碳酸钙及具有生物活性的有机酸钙：如L-天冬氨酸钙、甘氨酸钙等，其溶解度好、生物利用度高、胃肠道刺激性小，但价格较为昂贵。

对于骨质疏松的患者而言，宜选用含钙量高、易吸收、刺激性小、价格适中、不良反应较少的钙剂为宜。儿童肠胃功能较弱，不要选择碱性强的钙品，如碳酸钙、活性钙等。老年人钙片与婴幼儿钙片含钙量、成分、剂型都有所区别，因此会直接影响钙的吸收，不能随意调换服用。

▶ 补钙知识不补不行

（1）分次服用：口服钙剂一般需在胃部经胃酸解离成钙离子后，经小肠吸收。对于确定每日补钙剂量后，不推荐将1日剂量1次服用，建议分次服用，以提高生物利用度。

（2）择时服用：在服用钙剂的时间上，由于后半夜与清晨时，人体的血钙浓度较白天更低，故晚上补钙，更加利于钙的吸收。此外，食物中尤其是蔬菜和水果中的草酸、磷酸盐等不利于钙的吸收，故应错开与之服用的间隔时间，对于胃酸分泌正常者，一般推荐在饭后1小时左右服用钙剂；对于胃酸缺乏者，可在进餐时服用钙剂。值得注意的是，在服用钙剂时，晚餐不宜吃得过晚，且应适量增加饮水，以降低尿路结石形成的风险。

（3）辅助补充：在服用钙剂的同时，宜适量补充维生素D，以促进钙的吸收。另外，可适当地增加户外活动，多晒太阳，以促进体内的维生素D的合成，进而促进钙的吸收，但需注意因紫外线不能透过玻璃，因而隔着玻璃晒太阳，对增高体内维生素D是没有效果的。在服用钙片时，宜嚼碎后服用，以增加钙剂的表面积，使钙剂更加易于吸收。

（4）不可过量：钙剂对于防治骨质疏松而言，仅为基础治疗措施。补钙应适量，不宜盲目过量地服用钙剂，剂量过大会引发高钙血症、碱中毒等不良反应。对于高钙血症、高钙尿症等患者，不宜补钙。对于已有泌尿系统结石的患者，在服用钙剂后，应定期做B超检查。

▶ 了解咳嗽的主要分型，不要急着服用镇咳药物

来了解一下咳嗽的分型：

（1）感冒所伴有的咳嗽：轻咳、干咳，少量薄白痰，而流感引起的咳嗽会伴有背痛、高热、头痛、咽喉痛等。

（2）百日咳：儿童，阵发性剧烈痉挛性咳嗽，鸡鸣样吸气吼声，病程长达2～3月。

（3）支气管病变所伴随的咳嗽：哮喘有鼻塞、流涕、喷嚏、咳嗽等先兆，继之胸闷气急，呼吸困难，继而咯痰，痰液为白、黄或淡黄色。

（4）肺炎所伴咳嗽：起病突然，继之高热、寒战、胸痛、铁锈色痰。

（5）药物不良反应所致的咳嗽：约有20%的咳嗽是由于用药所引起的，如ACEI类的降压药物（俗称：普利类降压药），又如胺碘酮、肝素、华法林、氢氯噻嗪等药物。在这种情况下，应用镇咳药物想达到止咳的目的往往无效，甚至还会延误病情，唯一有效的方法就是及时停药或者换药。

关键点是：轻微的咳嗽是孩子正常的生理反射，其目的是为了保持呼吸道的通畅及祛除炎性物质或者黏痰，所以孩子一咳嗽就急着给他服用镇咳药物是不对的，应该搞清楚咳嗽的原委、分型，视情况而定决定是否需要用药，如何合理用药，才是治疗小儿咳嗽的"王道"！

▶ 婴幼儿咳嗽时自行给药，大错特错

婴幼儿咳嗽了，急着镇咳没有必要，有时还会适得其反。其实找到咳嗽的病因很重要，对因治疗才会事半功倍，小孩和大人一身轻松。

3 岁以下的婴幼儿，其呼吸系统尚未发育成熟，咳嗽反射较差，切忌随意使用止咳药物，应及时到儿科就诊。美国 FDA 就禁止将抗感冒及镇咳的非处方药用于 2 岁以下的婴幼儿，对 2 ～ 3 岁的幼儿也应尽量不用。

▶ 婴幼儿出现咳嗽，喂服药物请注意

婴幼儿出现咳嗽，遴选合适的药物和正确的药物治疗方法非常关键。婴幼儿的镇咳药物以液体制剂最为常用，在喂服药物的过程中请谨记：

（1）喂药时，将宝宝抱在膝盖上，支撑住其头部，身体呈 45° 半躺姿势。尽可能将药物滴在口腔的后方或边缘，若是用食用药匙喂药，则应压住下齿，让药液顺着颊黏膜流入口中，闭嘴数分钟，等候宝宝咽下。

（2）如果在喂药时，宝宝呛到了，就要立刻停止喂药，抱起宝宝轻拍其背部，避免呛咳。请记住"30 分钟原则"，即如果在 30 分钟以内大量呕吐，就要再补服一剂。

（3）喂完药后，千万不要忘记给宝宝喝一些开水，这样做既可以冲洗口腔，也可以避免某些残留的药液刺激口腔黏膜。

（4）发生咳嗽的时间段内，多给婴幼儿饮用温开水或温牛奶，这样有利于稀释黏痰。

（5）多休息，并保持室内通风，安静的环境有利于咳嗽患儿的康复。

▶ 小儿止咳祛痰药的选择

小儿咳嗽适合选用兼有祛痰、化痰作用的止咳药，且糖浆优于片剂。糖浆服用后会附着在咽部黏膜上，减弱对黏膜的刺激作用，既可达到镇咳的目的，也具祛痰作用。服药时不需要用水稀释，也不要用水送服，以免浓度降低后影响药效。

▶ **警惕小孩过敏性咳嗽**

有很多患儿的咳嗽，因为慢性迁延或反复发作而被当成上呼吸道感染来治疗。结果，大量地使用抗菌药物和止咳药，既延误了病情，又造成了抗菌药物的滥用和耐药性的发生和发展。

事实上，孩子镇咳药物的使用疗程原则上为 5 ～ 7 天，且中病即止。如为长期咳嗽，一般抗菌药物和止咳药物不能使症状缓解，并且排除了其他器质性疾病，应考虑孩子是否罹患了过敏性咳嗽。

治疗过敏性咳嗽，若能做到早发现过敏原并避免接触之当然是首选方案。但事实上过敏原较难一下子确定，适当、合理地服用抗过敏药物，如苯海拉明糖浆、西替利嗪糖浆（仙特明）等，则有助于降低患儿呼吸道黏膜的敏感性，对于过敏性咳嗽的治疗，善莫大焉！

▶ **儿童常用消化药物，您知道吗**

（1）健胃消食片由太子参、陈皮、山药、麦芽、山楂等成分组成，适用于脾胃虚弱所致的食积、不思饮食、嗳腐酸臭、脘腹胀满等。用于缓解消化不良，宜在饭后服

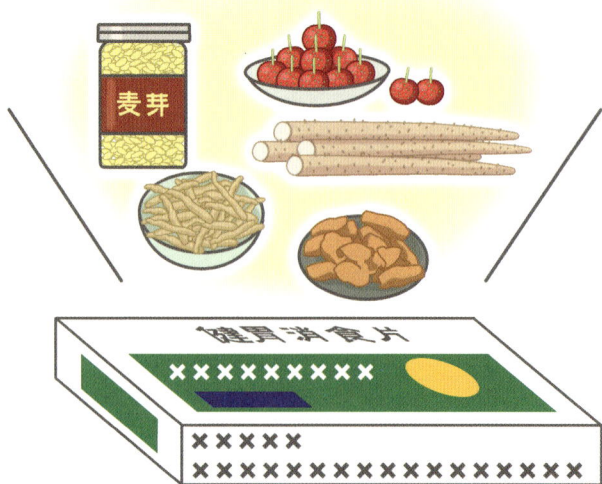

用，可咀嚼，每次 3 片，每日 3 次。需要注意的是，儿童用药应酌情减量；此药不可当糖吃；服药 3 天症状无缓解，建议就医。

（2）多潘立酮片（多潘立酮混悬液）商品名：吗丁啉，适用于恶心、呕吐。此药应在饭前半小时左右服用。特别需要注意的是，多潘立酮宜小剂量、短疗程使用，孕妇与 1 岁以下儿童不宜服用，对于存在心电活动异常或心率异常者则应禁用。

（3）乳酶生可用于肠道内腐败菌过度繁殖、发酵、产气而引起的消化不良。此药宜在饭前以冷水送服。12 岁以上儿童及成人每次 2 ～ 6 片，每日 3 次，儿童酌情减量。由于此药含乳酸菌，故不可用开水送服，以免杀灭活菌。

（4）多酶片为胰酶与胃蛋白酶的复合制剂，通过补充消化酶而助消化，较适合用于高蛋白质饮食而引起的消化不良。此药宜在饭前 15 ～ 30 分钟服用。需要注意的是，此药酸性条件下易失活，不可嚼碎后服用；含铝制剂可降低其疗效，不宜同时服用。

▶ 儿童注射疫苗常用知识

疫苗，是指将微生物（如细菌、立克次体、病毒等）及其代谢产物，经人工减毒、灭活或转基因等方法制成的用于预防传染病的自动免疫制剂。疫苗保留了病原菌刺激机体免疫系统的特性，对儿童的保护作用毋庸置疑。实际使用上，我们应了解以下几点。

（1）第一类疫苗是政府免费向公民提供，按规定应当接种的疫苗，如乙肝疫苗、卡介苗等。二类疫苗是公民自费并自愿接种的疫苗，如流感疫苗、水痘疫苗、狂犬疫苗等。

（2）注射疫苗存在不良反应发生的可能，但大部分较为轻微，如红肿热痛、发热等，多半出现在接种后的 48 小时之内。因而拟定注射期间基础水平较差的儿童，如有感冒、发热症状或对蛋白质过敏者应暂缓注射。严重的不良反应微乎其微，绝不能拿小概率事件来危言耸听。

（3）疫苗的运输和保存有严格规定，即 2 ～ 8℃冷链冷藏，否则将失去效力或效价下降，但几乎不会引起毒性反应。

对于孩子来说，一类疫苗一定要接种，否则其所预防的乙肝、麻疹等疾病对孩子的健康存在巨大危险，绝不能"因噎废食"。应按正规程序到提供疫苗常规服务的接种单位注射，牢记：每一支疫苗都有编号，可以"溯源"；接种二类疫苗更是可以要求接种方提供疫苗的相关凭证和批号信息；跨境注射疫苗毫无必要。

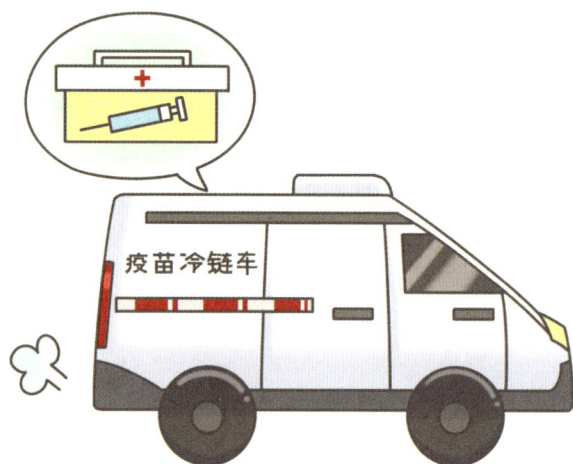

——孕产期合理用药36计

孕妇安全用药的重要性

"延误用药"危害可能更大

妊娠期高血压，危害重重

妊娠期糖尿病患者如何用药

乳母用药不慎可致孩子聋哑

……

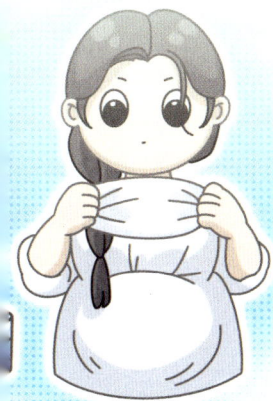

药物千万种，合理用药知识一定要弄懂。普通人群是这样，特殊人群亦然。

众所周知，妊娠期和哺乳期是妇女一生中最重要也是最特殊的时期，其身体机能发生了一系列的变化。"宝妈"对于用药很纠结，因为这一阶段的药物代谢，即吸收、分布、代谢和排泄会发生很大的变化，有别于普通人群。事实上，随着我国对于"二胎"甚至"三胎"政策的放开，孕产妇的数量正逐年增多，孕产妇的安全合理用药已经日益受到各方的关注。孕产妇的安全用药，您了解多少呢？不当用药对孕产妇和胎儿又会产生怎样的不利影响呢？

孕产妇属于特殊人群，药物能够透过胎盘，并通过乳汁分泌，因此从某种角度而言，孕产妇用药几近等同于母婴同时进行药物治疗。事实上，如果用药不当，不仅会对孕产妇产生危害，更会对胎儿或新生儿造成诸多不良影响，包括致死、致畸、脏器损伤或功能障碍等。同时在妊娠的不同时期用药，药物对于胎儿的影响也是不一样的，因此在孕产期选择药物，一定要特别谨慎。

为了确保孕产妇及胎儿的安全，孕产妇用药需遵循以下原则：尽量选择药物成分单一、复合成分少、相互作用小、安全性可靠的药物，同时要充分考虑药物的特点以及孕产妇与胎儿的身体状况等方面的因素。

▶ 孕妇安全用药的重要性

（1）用药有隐患。怀孕后，孕妇的身体状况有所改变，体内的药物代谢酶也有一定程度的变化。此时，胎儿正在生长发育阶段，孕期用药容易导致药物被胎儿吸收，尤其是在早期的胎儿器官形成期，药物对胎儿的影响较大。事实上，药物高敏感期为受孕（指确切受孕日）后的 21 ～ 35 天。

（2）用药需谨慎。孕妇处于特殊时期，由于身体变化，导致药物不易被代谢和排泄，可能导致蓄积而中毒，不利于胎儿的健康发育。因此，孕妇用药应该非常谨慎，即使是普通感冒也不可以随意用药。

（3）用药要合理。虽然孕妇用药有一定的风险，但并不是完全无能用。"什么药都不用最安全"的想法不可取，因为一些疾病本身对胎儿、母亲的影响远远超过药物产生的影响。这时就应权衡利弊，在医生、药师地指导下合理、安全地用药。

孕妇安全用药的重要性："用药有隐患""用药需谨慎""用药要合理"

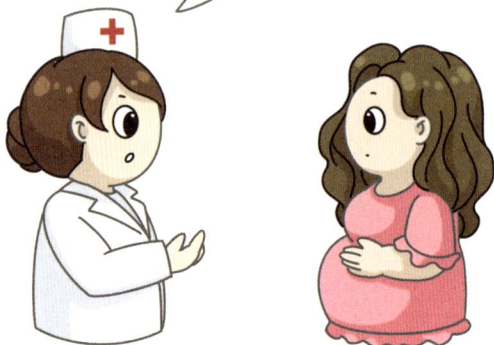

▶ 药物对胎儿的影响分为几个时期

（1）妊娠前期。目前也有种说法是"备孕期"，一般认为是受精前3个月。备孕的男女双方在该时间段用药还是相对安全的但仍需谨慎，因为半衰期长的药物可能会影响胚胎的正常发育，不用禁用药物（如后所述）。

（2）受精1～2周。受精卵发育到胚胎细胞形成，这段时间药物如果导致大量胚囊细胞受损，可能会出现胚胎死亡。但注意：药物对胚胎的影响是"全或无"，即要么没有影响，要产生影响导致流产，一般不会马上引起胎儿畸形。因此，如果是在此时间段，在不知道怀孕的情况下误服药物，在排除了"全"的情况下，一般不必过分担心，也不必因此而考虑终止妊娠。

（3）受精3～8周。胎儿的心脏、脑以及其他各种器官开始发育，药物使用会存在致畸现象的产生，不是必需用药时肯定不用，滋补品、保健品也应该不用。

（4）孕中晚期。这段时间药物的致畸性大大降低，但仍可能影响胎儿的正常发育。

（5）分娩前。孕妇最后1周用药应特别谨慎，因为胎儿成为新生婴儿时，体内的代谢系统还不完善，不能迅速而有效地代谢和排泄药物，药物可能在婴儿体内蓄积并产生过量表现，甚至会导致胎儿死亡。

▶ 避免"忽略用药"

所谓"忽略用药"，是指可能受孕或已受孕的妇女，因在用药时忽视自己的月经史而未及时发现自己已受孕，误用一些对胎儿有害的药物。这些病例在临床上屡见不鲜。

孕妇服用后会对胎儿产生有害影响的常用药物有抗病毒药物如利巴韦林（病毒唑）；抗菌药物如左氧氟沙星、环丙沙星等；止吐药物甲氧氯普胺（胃复安）等。故医生在询问适龄妇女病史时，切记勿忘记询问末次月经及受孕情况，以免造成"忽略用药"，给孕妇留下身体、心理上的负担或增加人工流产的痛苦。妇女自己也应该主动陈述。

▶ "延误用药"危害可能更大

"延误用药"是指当孕妇需要进行药物治疗时，因为担心药物对胎儿产生影响而推迟用药，导致病情恶化，危及母儿生命。

（1）严重的感染性疾病，由于没有及时使用有效的抗菌药物导致病情恶化，从而引发败血症、感染性休克等。

（2）一些妊娠合并甲状腺功能亢进的患者，由于没有及时进行治疗甲亢，导致病情进展，甚至出现甲亢危象而危及孕妇的生命。

（3）抗癫痫的药物大多对胎儿有影响，但癫痫发作频繁的孕妇如不及时使用抗癫痫的药物，癫痫发作对胎儿的影响可能更大。

妊娠期罹患疾病应及时明确诊断，并给予合理治疗，包括非药物

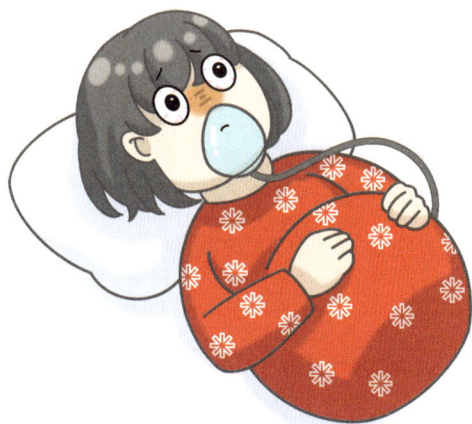

提防甲亢危象

治疗、药物治疗和考虑是否需要终止妊娠。某些情况下，孕妇本身的疾病状况对胎儿的影响会远远超过用药对于胎儿的影响，这时候切忌不能"延误用药"。

▶ 孕期用药的安全性分级

对妊娠期孕妇用药的药品安全性分级有好几种办法，其中美国食品和药物管理局（FDA）将药品的安全性分为A、B、C、D、X 5级。

（1）A级：在有对照组的早期妊娠妇女中未显示对胎儿有危险（并在中、晚期妊娠中亦无危险的证据），可能对胎儿的伤害极小，是最安全的一类。

（2）B级：在动物生殖试验中并未显示对胎儿的危险，但无孕妇的对照组，或对动物生殖试验显示有副反应（较不育为轻），但在早孕妇女的对照组中并不能肯定其不良反应（并在中、晚期妊娠亦无危险的证据）。

（3）C级：在动物的研究中证实对胎儿有不良反应（致畸或使胚胎致死或其他），但无妇女对照组或在动物研究中无可以利用的资料。药物仅在权衡对胎儿的利大于弊时给予。

（4）D级：对人类胎儿的危险有肯定的证据。尽管有害，但对孕妇肯定有利时，方予应用（如生命垂危或严重疾病而无法应用较安全的药物或安全药物无效时）。

（5）X级：动物或人的研究中已证实可使胎儿异常，或基于人类的经验知其对胎儿有危险，或对两者均有害。而且该药物对孕妇的应用，其危险明显地大于任何有益之处。该类药物禁用于已妊娠或将妊娠的妇女。

一般地说，A、B级药物相对安全，但因孕妇存在个体差异也不能保证绝对安全，X级禁用。孕12周前尽量不用C、D级药物。

▶ 常见的5级代表性药物有哪些

（1）A级：适量维生素、钙片。

（2）B级：青霉素类、头孢菌素类（除拉氧头孢为C类、头孢哌酮、头孢美唑也应慎用）、阿奇霉素、红霉素、阿昔洛韦、对乙酰氨基酚、地高辛、肝素、胰岛素、西咪替丁、雷尼替丁、法莫替丁等。

（3）C级：异丙嗪、扑尔敏、地塞米松、奥美拉唑、酚酞、阿司匹林、舒喘灵等。

（4）D级：阿米卡星、卡那霉素、链霉素、妥布霉素、四环素类、卡马西平、阿普唑仑、咪达唑仑、劳拉西泮等。

（5）X级：氯霉素、甲氨蝶呤、乙烯雌酚、艾司唑仑、三唑仑、辛伐他汀、洛伐他汀、利巴韦林等。

由于药物使用存在不同程度的影响，一般给孕妇用药时都会选用A、B级药物，慎重选用C、D级药物，禁用X级的药物。

▶ 孕妇用药的5大原则

（1）随意用药很危险。药物既不能滥用，也不能有病不用，因为孕妇本身的疾病同样会影响胎儿。更不能自选、自用药物，一定要在医生、药师的指导下使用已证明对胚胎或胎儿无害的药物。

（2）可用可不用时，应尽量不用或少用。尤其是在妊娠的前3个月，能不用的药物或暂时可停用的药物，应考虑不用或暂停使用。

（3）不良反应越小越好。当2种以上的药物有相同或相似的疗效时，考虑选用对胎儿危害较小（ADR小的）的药物。

（4）避免联合用药。能单独用药就应避免联合用药，能用结论比较肯定的经典"老"药就不用比较新的药。

（5）结合孕周用药。用药必须注意孕周，严格掌握剂量、疗程。坚持合理、安全用药，病情控制后及时停药，即中病即止。

▶ 了解危害胎儿生长发育的西药

（1）抗癌药：可致畸形、死胎，造成四肢短缺、外耳缺损、唇腭裂及脑积水。

（2）激素：早期应用雌激素的孕妇生下的女孩，在青春期及青春后期，可发生阴道腺癌。雄激素中的睾丸酮可使女性胎儿的外生殖器男性化。

（3）抗菌药物类：链霉素、庆大霉素、卡那霉素等可致先天性耳聋并损害肾脏。四环素类可导致骨骼发育障碍、小肢畸形、乳齿黄染和牙釉质发育不全、先天性白内障等。氯霉素可使骨髓功能受到抑制以及新生儿肺出血。

（4）镇静药：眠尔通（安宁，甲丙氨酯）可致胎儿发育迟缓和先天性心脏病。巴比妥类可致手指（脚趾）短小、鼻孔通联。长期服用冬眠灵可致胎儿视网膜病变。

（5）维生素类（过量情况）：维生素A及叶酸缺乏可致胎儿畸形，但若是孕妇服用过量的维生素A也可引起胎儿畸形。维生素D过量，可引起胎儿钙质过多，主动脉、肾脏动脉狭窄，主动脉发育不全，智力发育迟缓及高血压。

（6）其他药物：解热镇痛药如阿司匹林可致胎儿骨骼畸形、神经或肾脏畸形。抗甲状腺素药可抑制胎儿甲状腺素的合成而导致死胎或先天性克汀病（地方性呆小症）等。降血糖药如磺酰脲类药物，可引起流产、死胎、多发性畸形。

理智的做法应该是权衡利弊，禁用的药物不用。当然，某些情况下，孕妇自身的疾病对于胎儿的影响会远远超过用药对于胎儿的影响，这时候切忌不能矫枉过正，一概不用药。

▶ 对孕妇有危害的中草药，准妈妈亦要远离

（1）禁用的中药。

1）辛香通窍药：麝香。

2）破血逐瘀药：水蛭、虻虫、莪术、三棱。

3）峻下逐水药：巴豆、牵牛、芫花、甘遂、商陆、大戟。

4）大毒药：水银、清粉、斑蝥、蟾蜍。

（2）慎用的中药。

1）活血祛瘀药：桃仁、蒲黄、五灵脂、没药、苏木、皂角刺、牛膝。

2）行气破滞药：枳实。

攻下利水药：大黄、芒硝、冬葵子、木通。

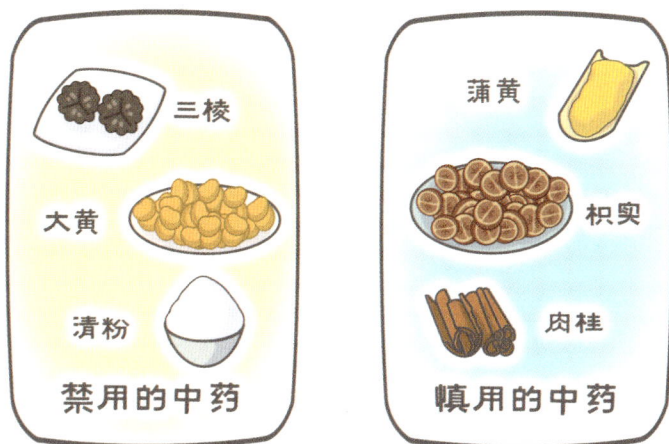

三棱
蒲黄
大黄
枳实
清粉
肉桂
禁用的中药
慎用的中药

3）辛热温里药：附子、肉桂、干姜。

（3）禁用的中成药。牛黄解毒丸、牛黄清心丸、龙胆泻肝丸、开胸顺气丸、益母草膏、大活络丹、小活络丹、紫血丹、至宝丹、苏合香丸等。

▶ 孕产妇需慎用的外用药

（1）克霉唑软膏：多用于皮肤黏膜真菌感染，如体癣、股癣、手足癣等，不仅有致胚胎毒性的作用，而且如哺乳期妇女外用，其药物成分还可以分泌进入乳汁，虽然临床上未见明显不良反应和畸变报道，此药仍应慎用。

（2）达克宁霜：含硝酸咪康唑。一般均有局部刺激，易发生接触性皮炎，或者因局部刺激发生灼烧感、红斑、脱皮起疱等。用药应谨慎，如出现上述反应，应及时停用。

（3）百多邦软膏（莫匹罗星）：是一种外用广谱的抗菌药物软膏，在皮肤感染方面应用较为广泛。但妊娠期最好不要使用该药，因为药物辅料中的聚乙二醇会被全身吸收且造成蓄积，可能引起一系列的不良反应。

（4）糖皮质激素类药：这类药具有抗炎、抗过敏作用，用于治疗荨麻疹、湿疹、药疹、接触性皮炎等。妊娠期妇女大面积使用或长时间外用时，可造成婴儿肾上腺皮质功能减退。该类药物可以通过透皮吸收，并少量分布进入乳汁。

（5）阿昔洛韦软膏：抗病毒的外用药。一般的作用机制是抑制病毒 DNA 的复制，但同时对人体正常细胞的 DNA 聚合酶也有抑制作用，因而影响人体 DNA 的复制。所以，妊娠期慎用。

▶ 哪些常见药物会引起胎儿器官功能性损害

（1）妊娠期使用氨基糖苷类抗生素可导致胎儿永久性耳聋或肾脏损害。

（2）妊娠 5 个月后使用四环素可使出生的婴儿以后牙齿黄染、牙釉质发育不全、骨生长障碍。

（3）抗疟药氯喹可引起胎儿视神经损害、智力障碍和惊厥；长期应用氯丙嗪可使婴儿视网膜病变。

（4）抗甲状腺药物如硫脲嘧啶、他巴唑、碘剂，可影响胎儿的甲状腺功能，导致死胎、先天性甲状腺功能低下或胎儿的甲状腺肿大，甚至压迫呼吸道引起窒息。

（5）产前应用氯霉素可引起新生儿循环障碍和灰婴综合征。

▶ 妊娠期高血压，危害重重

妊娠期高血压疾病是妊娠期特有的疾病，包括妊娠期高血压、子痫前期、子痫、慢性高血压并发子痫前期以及慢性高血压。我国发病率为 9.4%，国外报道的数据为 7%～12%。本病严重影响母婴健康，是孕产妇和围产期婴幼儿发病和死亡的主要原因之一。

妊娠期由于血流动力学的改变，妊娠期高血压患者发生脑卒中及心力衰竭的危险性明显升高，而且成为我国孕、产妇死亡的主要原因。

在产科临床工作中，以降压药物来治疗妊娠合并高血压和妊娠高血压综合征。

▶ 妊娠期高血压（妊高征）患者应用降压药的指征及原则

（1）中、重度妊高征的治疗原则——解痉、降压、镇静、合理扩充血容量及利尿，严重时适时终止妊娠。

（2）妊高征的并发症的发生多少与血压增高有关，故降压治疗对减少并发症的发生有益。

（3）在产科临床实践中，降压药物适用于血压过高，特别是舒张压升高的患者。一般舒张压等于或超过 110 毫米汞柱或平均动脉压等于或超过 140 毫米汞柱者，应积极予以降压治疗。选用的药物以不影响心排血量、肾血流量及子宫-胎盘灌注量为宜。

（4）用药后，舒张压降低到 90～100 毫米汞柱，平均动脉压降低到 106～120 毫米汞柱即可。过度降压或急剧降压可能会加重子宫-胎盘灌注不足，危及胎儿。

▶ 哺乳期妇女，安全使用降压药物应知

哺乳期妇女，治疗高血压的目的是为了减少母亲的危险，避免血压升高后对于靶器官的损害，但必须考虑药物如从乳房分泌会对婴儿产生的影响。事实上，要找到一种既对母亲降压有效，又对婴儿安全无影响的药物是很难的，实际情况往往是需要权衡利弊，综合考虑。应根据血压水平、乳母和乳儿的相关危险因素来选择合适的方案。

（1）高血压是长期用药的过程，没有循证医学的证据可以证实服用 ACEI（俗称：普利类降压药，如卡托普利）或 ARB（俗称：沙坦类降压药，如缬沙坦）后再哺乳对婴儿是安全的，应充分权衡利弊后决定是否选用。特殊情况下可以使用洛汀新（贝那普利），因为该药虽然可分泌至母乳中，但最大浓度仅为血浆中的 0.3%，大大低于同类药物，能到达婴儿体循环的药量更是可以忽略不计。

（2）有使用利尿剂，如氢氯噻嗪等和 CCB（俗称：地平类降压药），如硝苯地平、维拉帕米、地尔硫䓬等的先例，但就目前而言，药物在母乳中的分泌情况尚不清楚，也未见对母乳喂养婴儿损害的报导，但应注意服药后乳母有无不良反应的出现。

（3）长期使用 β 受体阻滞剂应谨慎，因有可能引起婴儿生长迟缓，如确需使用应从小剂量开始，用药期间注意监测心率，如减慢明显则应停药。

（4）目前已经明确拉贝洛尔（柳胺苄心定）可用于哺乳期高血压患者，安全性相对较高。

（5）哺乳期妇女平时应注意低盐、低脂饮食，常吃水果蔬菜很有好处。

（6）为减少婴儿的药物吸收量，母亲可在哺乳后马上服药，并尽可能推迟下次哺乳时间，至少间隔 4 小时。

▶ 孕期感冒能吃药吗，对胎儿是否有影响

孕妇在孕期身体抵抗力会大大下降。此时，正是疾病最容易侵入的时候，孕妇孕期患病更应该认真对待，积极治疗，权衡利弊，合理用药。

孕妇孕期用药学问很多，各阶段用药禁忌亦有所不同，"一言概括之"不现实，医生需结合孕妇个体情况及临床实际，按照药物的"对妊娠的危险等级分类"合理用药。

值得注意的是孕妇患了上呼吸道感染（感冒），切勿滥用抗菌药物。一般轻度感冒，无须特殊治疗，只要加强护理，注意休息，多喝开水，都会自愈。

发热门诊

在感冒加重且伴有发热的情况下一定要前往医院发热门诊就诊，在医生指导下根据孕妇实际情况适当用药，避免病情发展，延误治疗。应尽量避免服用对胎儿有损害的药物。

如高热连续 3 天以上，病愈后有做 B 超检查胎儿是否畸形的必要性。

▶ 感冒高发季，孕妇如何预防

有些孕妇免疫力低下，尤其是高龄产妇，身体素质不佳，更应特别注意孕期的个人及胎儿健康，减少感冒的发生。应注意以下几点：

（1）提高自身免疫力。

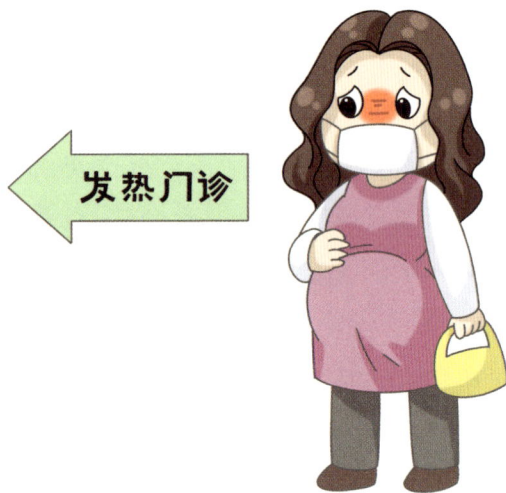

（2）科学合理地安排饮食。

（3）尽可能减少接触感染途径。

▶ 药物对胎儿的影响

胎儿在母体内的发育可分为 3 个时期。细胞增殖早期、胎儿器官发生期、胎儿形成期。常见的药物对胎儿影响有以下几类：

（1）致畸。怀孕的前 3 个月是胎儿器官和脏器的分化时期，容易受到药物影响而导致畸形，易引起胎儿肢体、耳、骨骼畸形。

（2）中枢抑制或神经损伤。孕妇妊娠期服用镇静、安定、麻醉、止痛、抗组织胺或其他中枢神经抑制药，可抑制胎儿的神经活动，并改变脑的发育。

（3）溶血。妊娠后期孕妇使用双香豆素类抗凝药、大剂量的苯巴比妥或长期服用阿司匹林，可导致胎儿严重出血，甚至死胎。

（4）器官功能损害。

▶ 孕妇需不需要吃护肝药

由于妊娠在一定程度上会增加孕妇的肝脏负担，进而反过来影响妊娠的正常发展，甚至导致早产、流产，死胎和其他应急情况。同时，如在妊娠时合并肝功能异常，会加剧肝脏恶化，出现黄疸、出血、腹水、肝昏迷等严重情况。因此，必须积极应对妊娠期肝功能异常的问题。

但是在要不要吃护肝药的问题上，也同孕期其他用药一样，需遵循孕期用药的几个原则：

（1）用药必须有明确的指征，不可滥用药物。

（2）应用的药物已被证明对胎儿无害。

（3）严格掌握剂量及疗程，中病即止。

（4）有些药物虽可能对胎儿有不良影响，但可治疗危及孕妇健康或生命的疾病，权衡利弊后仍需给药。

▶ 缺铁性贫血的孕妇如何治疗

贫血是妊娠期最常见的合并症，在妊娠各期均可对母、儿造成一定的影响。治疗孕妇缺铁性贫血要注意补充铁质和去除导致缺铁性贫血的病因。

在明确该疾病的同时，应该在医生、药师指导下补充铁剂。

平时饮食上多吃些动物内脏、血、家禽蛋类、黑木耳、红枣等食物，注意休息，不要熬夜。

贫血孕妇宜食动物内脏、黑木耳、红枣等食物

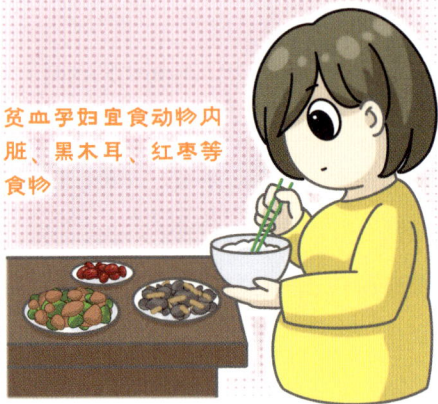

另外，不宜多喝茶、咖啡、可乐。茶水中含有10%的鞣质，进入人体后会转化成鞣酸，容易螯合铁离子；而咖啡富含咖啡因，可乐含有古柯碱，均会促进胃酸分泌，不利于铁质的吸收。

▶ 缺铁性贫血的孕妇服用铁剂的注意事项

（1）铁剂选择，一般口服铁剂都会或多或少对人体产生些不良反应，如恶心、腹痛、腹泻等胃肠道反应。因此孕妇要选择不良反应小，吸收率高的铁剂。

（2）铁剂服用时间，为使铁剂中的铁元素得到充分的消化、吸收和利用，一般推荐孕妇在早饭后服用。另外，一定要按医生所推荐的剂量服用，自己不要随意增加，否则很容易会增加胃肠道的不良反应。

（3）铁剂服用时应注意：为促进铁的吸收，建议孕妇服用铁剂后再适当吃点富含维生素C的食物或水果，例如橘子、橙子，这样对于铁剂的吸收益处多多。

（4）服药前后1小时不宜饮茶或咖啡，铁剂也不宜与牛奶同服。

（5）适当吃点其他含铁强化的食物，如专门为孕妇准备的面粉制品或铁强化的食盐、酱油等。

▶ 妊娠期糖尿病患者如何用药

妊娠期糖尿病（GDM）是指在妊娠期阶段发生或者发现的糖尿病，该病对母婴有很大的危害，因为糖利用不足，很容易出现宫缩乏力、产程延长、产后出血等情况，严重者会导致流产。所以，做好妊娠期糖尿病孕妇的监测及护理，对降低母婴死亡率，提高产科诊疗质量是非常重要的。

下面是关于治疗妊娠期糖尿病的 2 种常规药物治疗方法：

（1）胰岛素。GDM 患者孕期要加强血糖监测，对血糖水平不达标者要及早开始进行药物干预，以减少不良妊娠结局的发生。妊娠期应用胰岛素的指征为 GDM 患者经饮食指导和运动治疗不能将血糖控制在理想范围时，或饮食控制后出现饥饿性酮症，增加饮食摄入，血糖又超标者。

（2）口服降糖药物。尽管胰岛素是 GDM 治疗的首选药物，但坚持每天数次皮下注射胰岛素较为繁琐，患者依从性差，也会增加患者的痛苦感和焦虑情绪。口服降糖药物由于使用方便，依从性好，其有效性和安全性越来越多地得到临床研究的证实。

▶ 孕期，莫把钙片当饭吃

孕妇适当补钙有利于胎儿的生长发育。但其实孕妇补钙过量，胎儿可能罹患高钙血症，出生后患儿会因囟门关闭太早，腭骨变宽而突出，鼻梁前倾，不利于小儿的外貌美观，因此谨记：莫把钙片当饭吃！

一般地说，从食物中摄取钙质是最好的方法。怀孕时应该多吃一些含钙丰富的食物，如牛奶、大豆制品、芝麻、虾皮、蟹、蛋类、海产品等。另外，菠菜、竹笋、茭白等虽含钙较多，但因含有大量草酸钾容易与钙形成难溶性的草酸钙，不易被吸收，所以不宜与钙剂同服。

中国营养学会对孕妇补钙的推荐量为：怀孕前 3 个月每日 850 毫克（与怀孕前一样，需钙量没有增加）；怀孕中期即 4～6 月每日需 1 000 毫克；孕晚期每日 1 200毫克。

▶ 孕妇"进补"需慎重

一般女性在怀孕之后，体内绒毛膜促性腺激素分泌旺盛，刺激胃肠道会出现恶心、呕吐。同时，怀孕会使女性的胃肠功能减弱。

若在孕期中过量服用滋补的药材会积聚在胃内，进而影响胃肠蠕动功能，加剧恶心、呕吐的症状。例如，最为常用的人参，属大补元气之品，孕妇久服或过量服用，会使气盛阴耗，阴虚则火旺，进而加重妊娠呕吐、水肿和高血压等症状，甚至导致流产。

一般地说，食品或补品，都需要注意量，什么"好"，什么"不好"如果离开了量的表述都是没有意义的。实际情况是：粗茶淡饭、均衡膳食亦会是最好的"补品"。

▶ 孕妇患口腔溃疡怎么办

孕妇患了口腔溃疡，一定要及时就诊，因为反复发作的口腔溃疡，有可能是一种疾病的前兆，甚至有癌变的可能，应及时在口腔科医生的指导下进行处理。

日常生活中孕妇应做到以下几点来减少口腔溃疡的发生概率：

（1）孕妇平常应注意保持口腔清洁，常用淡盐水漱口，戒烟酒，生活起居有规律，保证充足的睡眠。

（2）少食辛辣、重口味的刺激性食品，保持大便通畅，平和心态，舒缓压力，心情愉悦，避免过度疲劳。

（3）清淡饮食，多吃新鲜的水果、蔬菜，多喝白开水等，以减少口腔溃疡的发生概率。

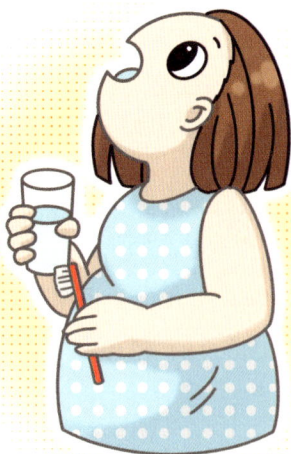

用淡盐水漱口

▶ 孕妇嗓子疼，非药物治疗更合适

孕妇嗓子疼是常见的一种疾病症状，不能滥用药物。孕期很容易"上火"，一"上火"就会出现喉咙干痛，一般地说是不建议吃药的，孕期准妈妈可以用以下的几种方法来应对。

（1）盐敷法。把2小勺的海盐和5～6茶匙的温开水混合。然后把这些盐水放在干毛巾的中间，再把毛巾按长的一边卷起来，把卷好的毛巾围到脖子上，再用另外一条干毛巾敷盖在上面。

（2）盐水漱口法。用温盐水漱口。特别是对于炎症类引发的嗓子痛，盐水漱口具有杀菌作用。

（3）吃润喉糖。吃一点含锌的止咳糖，虽然感染还是存在的，但是锌可以缓解喉咙痛等一些感冒症状。

（4）注意休息。嗓子痛很有可能与劳累过度有关，因此好好休息能在一定程度上减轻嗓子痛的症状，起到事半功倍的作用。

（5）藕汁治疗咽喉肿痛。用藕汁加蛋清漱口治疗感冒后的咽喉肿痛有特效。蛋清可滋润喉咙、止咳；莲藕能消除疲劳，减轻灼痛感。

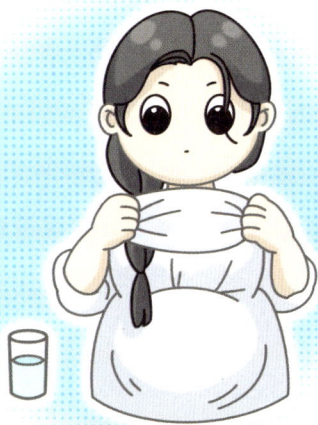

嗓子疼，盐敷法更靠谱

▶ 孕早期黄体酮保胎一定可行吗

不少孕妇在孕早期出现先兆流产的迹象后，都有过用黄体酮保胎的经历。但近期有报道称孕早期使用大量黄体酮可能使"胎儿畸形的危险性增加8倍"。因此并不是所有情况下的保胎都要用黄体酮，事实上只有当孕妇的孕酮水平低时才需要补充黄体酮。另外，如果是胚胎自身存在问题，用了黄体酮也于事无补。

现实情况是一些孕妇一旦发现阴道出血等先兆流产的迹象，就急着用黄体酮保胎。其实，流产是胚胎自身自然淘汰的过程，1/3 以上的自然流产是因为胚胎存在染色体异常所引起的，而且越早发生的自然流产，胚胎有问题的比例越高。如果确实是胚胎自身存在问题，那么服用黄体酮保胎也无济于事。

谁也不想生个畸形儿，优生优育很重要！

▶ 孕妇用药，应注意给药途径

妊娠期由于特定的生理变化，孕妇对不同剂型的药物吸收会发生相应的改变。

（1）口服剂：口服是孕妇最常用的给药方法。怀孕时，胃排空时间和通过小肠的时间都会延长，导致药物的血药浓度高峰出现推迟，而小肠吸收药物的量却有所增加。

（2）肌内注射剂：肌内注射药物较口服药物吸收快，但怀孕时由于下肢血液循环减慢，会延缓药物的吸收。

（3）雾化吸入剂：药物雾化吸入常用于治疗肺部疾患。妊娠期由于每分钟呼吸量有所增加，所以对喷雾剂的吸收量会大大增加。

（4）外用剂：外用的药物有涂搽、洗涤、滴入、含漱等，妊娠时因皮肤、黏膜的血液供应增加，吸收速度会加快，吸收量也会有不同程度的增加。

因此，孕妇用药时不仅要注意药物对胎儿的不良影响，还应根据给药途径的不同而适当增、减药量。

▶ 胃复安，不可用于妊娠止吐

胃复安，即甲氧氯普胺，主要用于治疗胃肠功能失调以及晕车、晕船、脑外伤、一氧化碳中毒、药物不良反应等引起的恶心、呕吐。该药能调整和改善胃的功能，促进胃蠕动，加强胃的排空，是一种普遍使用且价廉质优的止吐药。

由于胃复安的作用确切，因而人们将其当作止吐的"法宝"，然而对于妊娠呕吐却不能使用。原因是虽然胃复安的不良反应少，相对安全，但已经证实其主要成分甲氧氯普胺能通过胎盘屏障，进入胎儿血液循环。尽管目前对它的致畸效应尚无定论，但多数科学家认为该药有引起畸胎的可能，动物试验也已经印证了该点。

有鉴于此，如果孕妇呕吐剧烈且难以遏制，可使用其他药物或中药治疗，切莫存有侥幸心理。事实上，普通的胃复安可能关系到优生的大问题！

▶ 哺乳期用药的注意事项

哺乳期用药时能否继续哺乳是一个备受关注的问题，常常是众说纷纭。一般情况下，母乳中药物的含量很少，一般不会超过母体用药剂量的 1% ～ 2%，其中又仅有部分被乳儿吸收，通常原则上不至于对乳儿造成明显的危害，故除少数药物外无须停止哺乳。然而，为了尽量减少或消除药物对乳儿可能造成的不良影响，应注意以下一些事项：

（1）在不影响治疗效果的情况下，选用分泌进入乳汁最少、对新生儿影响最小的药物。用药前请详阅药品说明书。

（2）可在服药后立即哺乳，并尽可能将下次哺乳时间推迟，至少间隔 4 小时。

（3）若乳母必须用药，又不能证实该药对新生儿是否安全时应考虑暂缓哺乳。

（4）若乳母应用的药物也能用于治疗新生儿疾病，一般不影响哺乳。

▶ 哺乳期不可用这些药，需格外警惕

（1）长期服用镇静催眠药，可引起小儿嗜睡和生长发育迟缓。如苯巴比妥、巴比妥等均可通过血脑屏障，在婴儿肝脏及脑内浓度较高，长期用药后一旦停药婴儿可能会出现停药反应。

（2）服用甲苯磺丁脲可使小儿的胰岛功能下降。

（3）四环素是脂溶性药物，易进入乳汁，服用后可诱发小儿过敏反应和耐药菌株的产生，甚至引发黄疸；同时与小儿新形成的骨骼和牙齿中所沉积的钙相螯合，引起牙色素沉着、牙釉发育不全，进而易发生龋病。特殊人群（老年人、孩子、孕妇和哺乳期妇女）适宜用的抗菌药物是青霉素和头孢菌素。

（4）磺胺药可引起小儿溶血性贫血。如果小儿缺乏葡萄糖-6-磷酸脱氢酶，母亲不仅使用一些药物（例如外用龙胆紫）可引起小儿中毒，就是吃蚕豆也能引起急性溶血。

（5）在动物实验中，发现氟喹诺酮类药能造成幼犬的承重关节损伤，所以儿童和乳母都不能服用诺氟沙星、环丙沙星、依诺沙星、左氧氟沙星、莫西沙星等氟喹诺酮类药物。

（6）母亲在哺乳期不能应用抗精神病药、抗癌药，酗酒或吸烟更是绝对的禁忌。另外，还禁用利尿剂（如氢氯噻嗪、速尿等）和作用猛烈的泻药。

▶ 哺乳期用药原则

（1）不可以自己随意乱服药。有的药物会引发不良反应甚至是非常严重的反应，例如导致宝宝的病理性黄疸、发绀、耳聋、肝肾功能损害或呕吐等。需要用药时，应向医生说明自己正在哺乳，尽量使用不通过乳汁排泄的药物，不可自己随意乱服药。

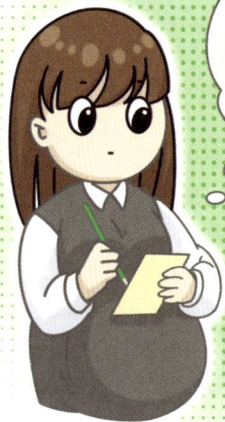

服药后，调整哺乳时间

（2）不应随意中断哺乳。除了少数药物在哺乳期禁用外，其他药物在乳汁中的排泄量很少，一般不会超过乳母用药量的 $1\% \sim 2\%$。这个剂量还是相对安全的，原则上不会伤害宝宝的身体。此外，使用安全的药物时，不应该随意中断哺乳。

（3）服药后调整哺乳时间。使用药物时，为了减少宝宝吸收的药量，乳母可在哺乳后马上服药，并尽可能推迟下次哺乳时间，至少要隔 4 小时，以便更多的药物排出乳母体外，使乳汁中的药物浓度达到最低。

（4）不宜服用避孕药。避孕药中含有睾丸酮、黄体酮以及雌激素类衍生物等，可有 1.1％ 的药量分泌入乳汁，会抑制泌乳素生成，并使乳汁分泌量下降，母乳不够宝宝吃。而且，避孕药物中的有效成分会随着乳汁进入宝宝体内，使男婴乳房变大及女婴阴道上皮增生。因此，哺乳的乳母不宜采取药物来避孕，物理方法（避孕套）较为适宜。

（5）不可滥用中药。有些中药对产后的乳母有滋阴养血、活血化瘀的作用，可增强体质，促进子宫收缩和预防产褥感染。但有些中药会进入乳汁中，使乳汁变黄，或有回奶作用，如大黄、炒麦芽、逍遥散、薄荷等，影响宝宝吮乳。

▶ 抗菌药物在哺乳期的安全使用

（1）安全用药：青霉素 V 钾、青霉素钠、羟氨苄青霉素、头孢拉定。

（2）慎用药物：氨苄青霉素＋丙磺舒、头孢羟氨苄、头孢呋辛、头孢克洛、红霉素、罗红霉素、琥乙红霉素。

（3）禁用药物：链霉素、庆大霉素、卡那霉素、丁胺卡那霉素、磺胺类、四环素、土霉素、美满霉素、酮康唑、氟康唑、伊曲康唑、盐酸多西环素、克林霉素、林可霉素、甲硝唑和替硝唑。

▶ 解热镇痛类药物在哺乳期的安全使用

（1）安全用药：对乙酰氨基酚、布洛芬。在宝宝尿中未发现原形药物或代谢产物，相对安全，可以使用，但仍需注意合理用药，例如不宜长期、大剂量或联合用药。

（2）慎用药物：乙酰水杨酸、吲哚美辛。乳汁中的分泌量较多，可阻止血小板聚集并同胆红素竞争与血浆蛋白的结合。长期、大剂量应用易引起宝宝出血、黄疸、酸中毒和惊厥，应慎用。

（3）乳儿出现不明原因的发热，应该及时到医院诊治，不要自行服用解热镇痛药，尤其是非处方药物（OTC 药物）。

▶ 激素类药物在哺乳期的安全使用

（1）安全用药：甲状腺素及抗甲状腺素药（哺乳期用药需要定期随访、复诊）、左旋甲状腺素。

（2）慎用药物：强的松、地塞米松等（可抑制宝宝生长，使之发育迟缓，应慎用）、炔诺酮、安宫黄体酮。

（3）禁用药物：复方炔诺酮、同位素碘、硫脲嘧啶、丙基硫脲嘧啶。

▶ 乳母用药不慎可致孩子聋哑

能损害听神经的常用抗菌药物有链霉素、庆大霉素、卡那霉素、新霉素、万古霉素等。其他一些常用药物也可损伤听神经导致耳聋，如阿司匹林、抗惊厥药如巴比妥类药物、水合氯醛等。如果这些药联合使用，在药品的相互作用下，不良反应的发生概率还会增加。

（1）除婴幼儿直接应用了耳毒性药物可致听神经损害外，妇女在妊娠期内使用了耳毒性药物，通过胎盘进入胎儿体内，同样可引起胎儿的听神经损害。

（2）哺乳期的妇女使用耳毒性药物，乳汁中的药物也能使婴儿产生不良反应。例如给一个乳母使用 1 克卡那霉素，乳汁中的卡那霉素含量可达 15 微克 / 毫升左右，这一剂量足以产生婴儿的听神经损害。

杜绝药物对儿童听神经损伤的主要方法是尽量不用或者少用耳毒性药物。要做到这一点，除了医生应提高警惕外，做家长的也应时刻注意和防止孩子发生药物性损害。

理智的做法是：在用药前仔细阅读说明书，了解药物的配伍禁忌和药理、毒理情况，以免用药后引发其他疾病，对乳母的身体和孩子造成更大伤害。

▶ 家庭药箱中要为"准妈妈"添哪些药

（1）补血药：妊娠期间孕妇的血容量增加，对铁的需要量相应也会增加，单靠每日的饮食摄入是不够的，应该添加常规补铁制剂，如硫酸亚铁。

（2）助消化药：多数孕妇早期常有恶心，呕吐，消化不良等症状。可服酵母片，或健脾胃的中药，如大山楂丸、加味保和丸等。

（3）防治痔疮的药：妊娠后期可能加重痔疮的发生和发展，且妊娠期常有便秘，尤其是习惯性便秘者更会加重病情，甚至影响休息和睡眠。所以，必要时可服用缓泻剂来软化大便，如乳果糖、甘油等，也可以局部热水洗涤后外敷鞣酸软膏。注意：中药一般药性较凉，不宜选用。

（4）维生素、补钙药：一般情况下，维生素和钙质可以从食物中全量获取，但如果孕妇常常发生腿抽筋、腰背痛等情况，或有严重维生素缺乏的现象，应及时补充。

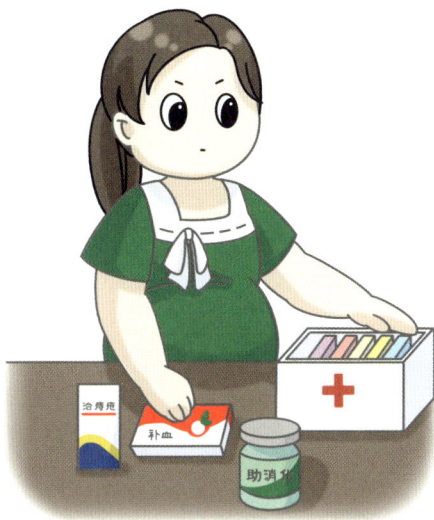

止咳新法

——咳嗽合理用药36计

轻微咳嗽对人体有益

切忌一咳嗽就服用抗菌药物

不要偏信偏方用于止咳

慎用甘草类止咳药

如何预防咳嗽，功夫在日常

……

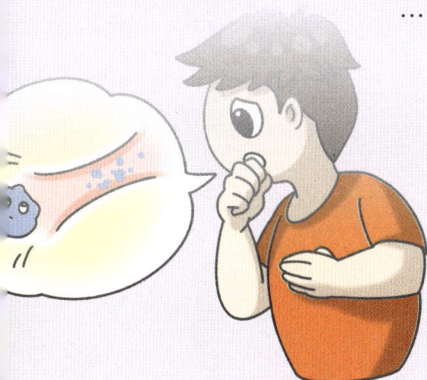

　　咳嗽是呼吸道受到刺激后所产生的一种保护性反射，可以产生急促的气流以清除气道内的有害因子。从某种意义上说，轻度的咳嗽有利于排痰，一般不需要用药。但咳嗽有可能是由于呼吸道的疾病所引起，频繁、剧烈的咳嗽更是会影响正常的休息和睡眠，进而使病情加重或诱发其他并发症，这时就需要对因治疗，选择恰当的止咳药物。还有部分的咳嗽是由于诸如严重的心血管疾病，胸膜疾病等因素所致，需要经过专业的医生确诊和治疗，不能盲目止咳，以免掩盖症状，延误救治，后患多多。

　　咳嗽的病因与性质不同，临床的表现也不尽相同，不同的止咳药更是千差万别，选择上一定要恰当，以求安全。有时服用止咳药后效果不佳，几天下来也不能有效镇咳，甚至病情加剧；还有的因为误服含有"特殊成分"的咳嗽药物而致瘾致幻，这些都是不合理使用咳嗽药物的恶果，且时有发生。因此，止咳药的使用应该根据患者的症状及咳嗽分型、持续时间来综合评判，合理选择，安全用药。

▶ 轻微咳嗽对人体有益

　　咳嗽是人体的一种保护性呼吸道反射，亦是呼吸系统疾病（如感冒、肺炎、肺结核、支气管炎、哮喘）所伴发的症状。当呼吸道受到刺激（如炎症、异物、烟雾或尘埃）后，由神经末梢传出冲动进入延髓咳嗽中枢所引起的一种生理反应。通过咳嗽，可以排出呼吸道分泌物

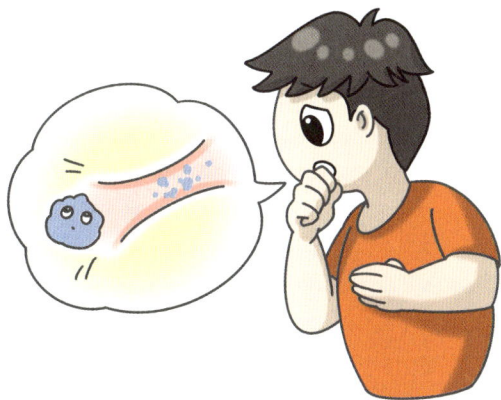

轻微咳嗽对人体有益

或异物（如黏痰、细菌体或纤维），从而保持呼吸道的清洁和通畅，因此轻微咳嗽对人体有益，健康人出现咳嗽也很正常。

▶ 咳嗽的临床表现有哪些

咳嗽是一种反射，可持续数日甚至数月。急性呼吸道感染所伴随的咳嗽约持续数日，炎症控制后多可消失。慢性支气管炎、咳嗽变异性哮喘、胃-食管反流性咳嗽、吸烟等引起的咳嗽，可持续3周以上，为慢性咳嗽。

▶ 咳嗽的主要分型有哪些

（1）感冒所伴有的咳嗽：轻咳、干咳，少量薄白痰，而流感引起的咳嗽会伴有背痛、高热、头痛、咽喉痛等。

（2）百日咳：儿童，阵发性剧烈痉挛性咳嗽，鸡鸣样吸气吼声，病程长达2～3月。

（3）支气管病变所伴随的咳嗽：哮喘有鼻塞、流涕、喷嚏、咳嗽等先兆，继之胸闷气急，呼吸困难，继而咯痰，痰液为白、黄或淡黄色。

（4）肺炎所伴咳嗽：起病突然，继之高热、寒战、胸痛、铁锈色痰。

（5）药物不良反应所致的咳嗽：约20%的咳嗽是由药物引起的，如"普利类"降压药，又如胺碘酮、肝素、华法林、氢氯噻嗪等药物，应用镇咳药物往往无效，还会延误病情，应及时停药或换药。

▶ 如果服用降压药后出现干咳，不宜用镇咳药

高血压患者服用如卡托普利、贝那普利、依那普利等"普利类"降压药有一定概率会诱发无痰性干咳，尤其在夜间多发，这主要是由于体内激素水平增加所致，服用镇咳药往往是无效的。一般情况，干咳不严重者可以继续服药，应会耐受；干咳严重且持续的患者应考虑换用"沙坦类"降压药，如奥美沙坦、替米沙坦、缬沙坦等，多可缓解。

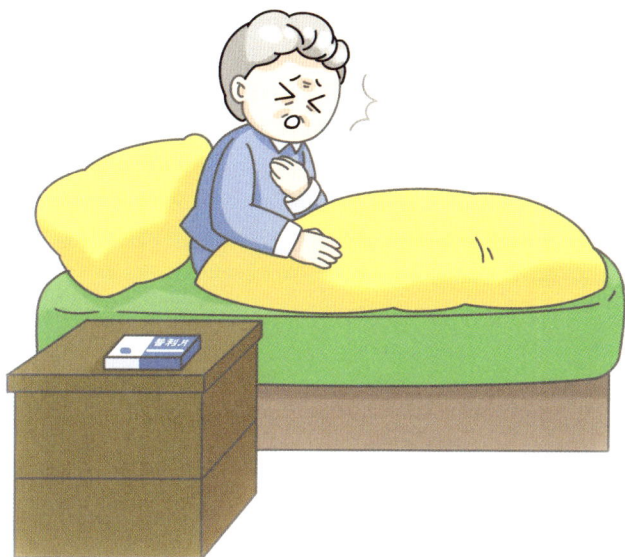

▶ 咳嗽了，不要马上服用镇咳药物

对于轻度而不频繁的咳嗽，只要能将痰液或异物排出，即可自然缓解，无须服用镇咳药物。但对于无痰的剧烈干咳或有痰而过于频繁的剧咳，影响到休息和睡眠时，不仅加大体能消耗，增加痛苦，还会引发并发症，应当运用适当的镇咳药物以缓解病情。事实上，没有必要一咳嗽就服用镇咳药物。

▶ 了解复方镇咳制剂的成分

目前的咳嗽药物多为复方制剂，不同的制剂中，可能含有止咳药、祛痰药、抗过敏药物、平喘药、中成药等成分中的一种或多种。

（1）止咳：起到止咳作用，如可待因、右美沙芬、那可丁等。

（2）祛痰：化痰祛痰，如氨溴索、乙酰半胱氨酸、氯化铵等。

（3）抗过敏：对抗过敏，如氯雷他定、氯苯那敏等。

（4）平喘：舒缓支气管，如麻黄碱、沙丁胺醇等。

（5）中成药：如川贝枇杷糖浆、橘红痰咳液等。

▶ 咳嗽药，因"病"制宜，对因治疗

咳嗽了，咳嗽药物品种多多，应做到因"病"制宜，正确选择并合理使用。应先从查找引起咳嗽的病因着手，对因治疗，从根本上治愈。选择药物时，应根据具体情况，如咳嗽的轻重程度、有痰无痰、喘与不喘等去选择不同组分的咳嗽药物，才能事半功倍。

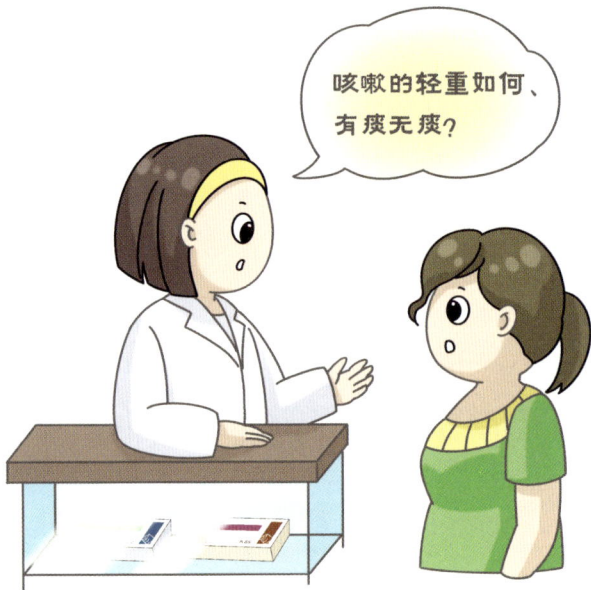

咳嗽的轻重如何、有痰无痰？

▶ 不同类型咳嗽的用药有哪些区别

咳嗽分为干咳和湿咳，干咳一般没有痰，单用镇咳药即可；对于痰液较多的湿咳则应以祛痰为主，如果施以镇咳药加祛痰药，则可以促使痰液的排出并增强药效。

▶ 切忌一咳嗽就服用抗菌药物

众所周知，咳嗽是感冒的常见症状。引起普通感冒的病原体主要是病毒，而一般的抗菌药物只对细菌感染有效，对病毒却"无能为力"。切忌一咳嗽马上就服用抗菌

药物，这样做非但镇咳效果不好还有可能产生细菌耐药性。

▶ 老年慢性支气管炎，慎用镇咳药

对于老年慢性支气管炎的患者，咳嗽往往伴随有痰液，且痰多、呈泡沫状、黏度大，容易堵塞气管。而镇咳药在抑制咳嗽的同时还会使痰液滞留在呼吸道，增加患者的呼吸阻力，甚至加剧感染，因而"老慢支"务必慎用。

▶ 含有止咳成分的咳嗽药

含有止咳成分的咳嗽药，可分为中枢性与外周性两类。中枢性的止咳药，如可待因、右美沙芬等，适用于剧烈干咳与刺激性咳嗽，尤其适用于伴有胸痛的剧烈干咳，对于夜间咳嗽尤为有效，一般 10 ~ 30 分钟起效，可以维持 5 ~ 6 小时。

外周性的止咳药，如苯佐那酯（又名：退嗽露）、那可丁、苯丙哌林（定舒）等，通过抑制咳嗽反射弧而发挥作用，适用于轻度刺激性干咳与阵咳。

值得一提的是，这些药物会阻碍痰液的咳出而有可能阻塞气道，进而加重感染，因而不适于有痰的咳嗽，此点切记！

▶ 服用镇咳药，注意成瘾性

镇咳药有依赖性和非依赖性两种。依赖性主要为阿片类生物碱及衍生物如可待因等，不能长期服用。非依赖性镇咳药主要为合成镇咳药，如右美沙芬等。

事实上，可待因溶液在长期、大量服用时会产生成瘾性，国家已经明令作为二类精神药品加强管理，一定不能久服。

▶ 这些人群使用镇咳药时要特别注意

服用镇咳药可能引起患者嗜睡，对驾驶员、高空作业及操作精密机器者慎用，尤其是在合并使用抗过敏药物时。另外，妊娠妇女、严重高血压者、有精神病史者禁用。

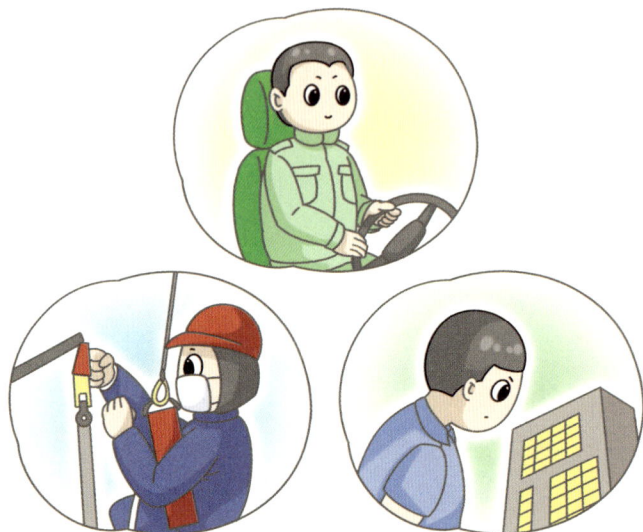

驾驶员、高空作业员及操作
精密机器者慎用镇咳药

▶ 镇咳药右美沙芬

右美沙芬，作用与可待因相似，无镇痛作用，镇咳作用明显且在一般正常剂量下不会抑制呼吸，安全性相对较高。儿童短期服用右美沙芬用于镇咳也相对安全，但注意不能长时间大剂量服用。

▶ 镇咳药苯丙哌林（定舒）

苯丙哌林，适用于刺激性干咳，镇咳作用很好，甚至可达可待因的 2～4 倍，但一般不会成瘾。

孕妇、过敏者慎用。另外，该药口服时不可咬碎，以免引起口腔麻木。

▶ 有祛痰成分的咳嗽药，是祛痰止咳的"利器"

含有祛痰成分的咳嗽药可分为恶心、刺激性祛痰药、黏液溶解剂及黏液调节剂3类：

（1）恶心、刺激性祛痰药：代表成分为氯化铵、愈创甘油醚，如甘草合剂，通过刺激胃黏膜而引起恶心，反射性的刺激呼吸道的黏液分泌，从而使痰液易于咳出。适用于痰少且黏滞，不易咳出的症状，但用量不宜过大。注意！甘草合剂中含有乙醇，服用后不能马上驾车。

（2）黏液溶解剂：如乙酰半胱氨酸（商品名：富露施）、厄多司坦等，适用于痰液黏稠，难以咳出的情形。

（3）黏液调节剂：如氨溴索（商品名：沐舒坦），通过促进分泌低黏性的黏液，使痰液变得稀薄，从而易于咳出。

▶ 祛痰药物乙酰半胱氨酸

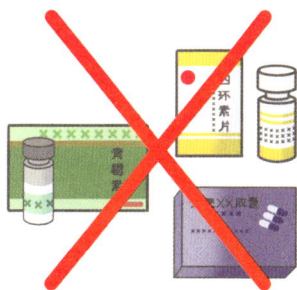

乙酰半胱氨酸（商品名：富露施）能使痰液黏度降低，从而易于咳出。但乙酰半胱氨酸对人体呼吸道有刺激性，可导致呛咳、支气管痉挛，有危险性，使用时务必注意。

还有，该药不宜与青霉素类、头孢菌素类和四环素类等抗菌药物混合使用，以免降低药效。支气管哮喘患者慎用。

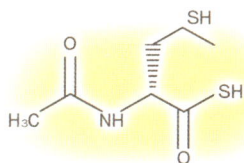

乙酰半胱氨酸

不宜合用

▶ 司坦类祛痰药

司坦类（如羧甲司坦、厄多司坦），适用于各种呼吸道疾病引起的痰液黏稠、咳出困难者，也可用于手术后咳痰困难者。

药物的不良反应包括头晕、胃部不适、腹泻、胃肠出血等，但较为轻微。消化性溃疡患者禁用。

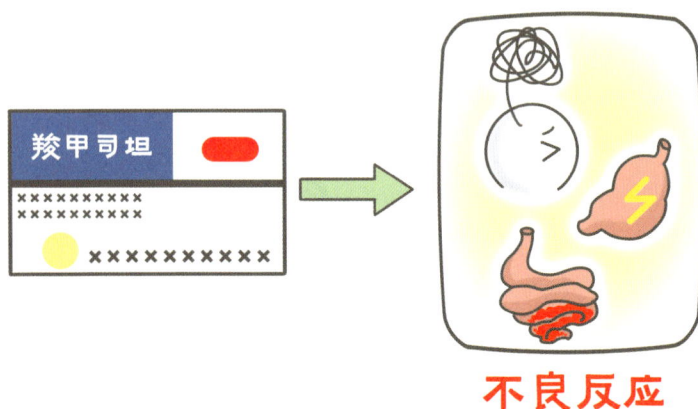

不良反应

▶ **祛痰药物：氨溴索（商品名：沐舒坦）**

氨溴索能促进肺表面活性物质地分泌和气道黏膜腺体地分泌，降低痰液黏度。适用于痰黏稠不宜咳出者。服药后，少数患者出现胃部不适、恶心等症状，但较为轻微。孕妇及哺乳期妇女慎用。

▶ **含有抗过敏成分的咳嗽药不能长期服用**

含有抗过敏药物成分如氯苯那敏、氯雷他定的咳嗽药，适用于因接触过敏原而引起的咳嗽。由于抗过敏药物有一定的镇静、锥体外系作用及阿托品样反应，可引起嗜睡、口干，甚至诱发癫痫，不宜长期服用。对于从事驾车、高空作业及精密仪器操作的患者，更应慎重服用。

▶ **服用含有平喘成分咳嗽药的注意事项**

含有平喘成分如麻黄碱的咳嗽药，可松弛支气管平滑肌、适用于伴有轻度气喘的咳嗽。但麻黄碱可引起焦虑、头痛、心悸、血压升高等不良反应，不宜长期服用；同时为避免服药后失眠，也不宜在晚上临睡前服用，比如小青龙合剂、急支糖浆、百咳静糖浆等中药咳嗽药水中均含有麻黄碱成分，用药需谨慎。

▶ 中药咳嗽药应辨证治疗，切勿自行服药

中医辨证，讲究寒热虚实、阴阳表里。中医认为咳嗽是由于外感六淫之邪或脏腑内伤，累及于肺卫所致。

（1）风寒咳嗽：外感风寒，卫表被束：发热无汗、头身疼痛、舌苔薄白；痰清晰色白、鼻塞流清涕、甚者胸闷气喘等症状。选用温化寒痰止咳药，可选用的有小青龙合剂、通宣理肺口服液等。

（2）风热咳嗽：外感风热或外感风寒化热引起，卫阳被遏制：咽喉肿痛、发热、口微渴、苔薄黄、气粗、咳痰稠黄或黏稠不爽、鼻流黄浊涕等症状。选用清热化痰止咳药，可选用的有急支糖浆、百咳静糖浆、蛇胆川贝露（液）、川贝枇杷糖浆、牛黄蛇胆川贝液、祛痰灵口服液、鲜竹沥口服液等。

（3）风燥咳嗽：燥邪侵袭肺卫：干咳无痰或少痰、痰黏难咯，甚者胸痛，痰中带血，口、唇、鼻、咽干燥，小便短少，大便干结，可选用的有枇杷叶膏、贝沥止咳口服液等。

（4）痰湿咳嗽：痰浊阻滞，以致肺气上逆：咳嗽痰多、色白而黏或稠厚、易于咯出，舌淡苔白腻，选用燥湿化痰止咳药，可选用的有橘红痰咳液、杏仁止咳糖浆等。

（5）久咳阴伤：肺阴亏耗：可选用的有蜜炼川贝枇杷膏、橘红梨膏、养阴清肺膏等。

（6）肺气虚而咳：肺气不足：咳喘无力、气短，痰吐稀薄。选用益气固表、健脾补肾的药，可选用的有参贝北瓜膏、固本咳喘片等。

事实上，中药对于咳嗽强调辨证施治，切勿自行服药，否则后患多多。

▶ 中药咳嗽药，长期服用也有不良反应

含有川贝、桔梗、甘草等成分的中药咳嗽药，一般适用于慢性、轻微的咳嗽，不适合于急性、剧烈的咳嗽。虽然传统认为中药成分较为温和，安全性较高，但目前看

来不良反应存在未知性，不建议长期服用。且部分止咳中药中含有罂粟壳成分（如强力枇杷露），有成瘾性，停药后会出现烦躁不安、恶心和呕吐等心理和生理症状，因而不可久服。

▶ 不要偏信偏方用于止咳

冰糖雪梨、生姜片等止咳偏方，有些确实有一定的止咳效果和保健作用，但针对性不强，只能用于辅助治疗，而且偏方组分鱼龙混杂、良莠不齐，切忌一味地迷信偏方，耽误治疗。正确的做法还应该是规范就医，规范治疗。

▶ 慎用甘草类止咳药

（1）甘草类止咳药主要是通过掩盖局部神经末梢的刺激而发挥镇咳效果，因而对无并发症的干咳有较好疗效，但并不适用于有痰的咳嗽。

（2）复方甘草片中的阿片粉成分含吗啡、可待因、罂粟碱、那可丁等生物碱，可与人体内神经系统广泛存在的阿片受体结合，产生镇静、镇痛、镇咳作用。而吗啡和可待有成瘾性，所以如服用 3 ～ 7 天后症状仍未缓解，应及时去医院就诊，不可自行用药。

（3）复方甘草口服溶液含有的甘草流浸膏和复方樟脑酊成分中有一定量的乙醇（酒精），其浓度相当于普通红酒，服用后不能开车及从事操作器械等工作。

▶ 中药止咳药物，选用上务必注意

虽然传统认为中药成分较为温和，安全性较高，但目前看来由于不良反应的未知性，长期服用仍应慎重。是药三分毒，中成药也不例外，应谨慎对待药物的不良反应。

另外，部分止咳中药中含有罂粟壳（如强力枇杷露），有成瘾性，停药后会出现烦躁不安、恶心和呕吐等心理和生理症状，不可久服。

▶ 宝宝罹患慢性咳嗽，怎么办

儿童一旦罹患慢性咳嗽，其处理原则应遵循：明确病因，针对病因进行治疗；病因不明者，可进行经验性对症治疗；如果治疗后咳嗽症状没有缓解，应重新评估。

事实上，这种情况不是简单的选择咳嗽药水的问题，及时就诊随访才是上上之选，切不可随意自行给药。

▶ 了解一下婴幼儿咳嗽的简单护理

（1）夜间抬高孩子头部。抬高头部可以减少孩子鼻分泌物向后引流，也可以适当左右侧轮换孩子的睡觉位置，这样更有利于呼吸道分泌物的排出。

（2）给患儿喂温开水或温牛奶，这样有利于稀释黏痰。

（3）患儿咳嗽时，可以轻拍其后背，以缓解症状。

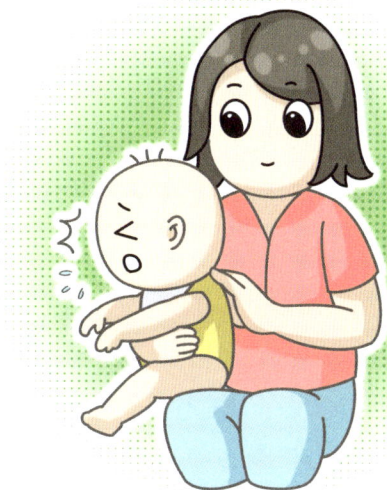

▶ 警惕小孩过敏性咳嗽

有很多患儿罹患过敏性咳嗽，但因为慢性迁延或反复发作会被当成上呼吸道感染而大量使用抗菌药和止咳药，既延误了病情，又造成了抗菌药物滥用和产生耐药性。

对于这样的长期咳嗽，药物不能有效缓解症状，并且排除了其他器质性疾病，应考虑孩子是否可能患了过敏性咳嗽。若能做到及早发现过敏原和适当地抗过敏治疗，将有助于降低患儿的呼吸道黏膜敏感性，事半功倍！

▶ 小儿止咳祛痰药的选择

小儿咳嗽适合选用兼有祛痰，化痰作用的止咳药，且糖浆优于片剂。糖浆服用后会附着在患儿的咽部黏膜上，减弱对黏膜的刺激作用，既可达到镇咳的目的，也具祛痰的作用。此外，服药时不要用水稀释，也不要用水送服，以免浓度降低后影响药效。

▶ 服用咳嗽糖浆时，糖尿病患者不必"谈糖色变"

一般认为，糖尿病患者不宜服用含糖的糖浆剂。但目前市售的止咳糖浆一般每10毫升约含砂糖 2 克，如果每日服 3 次，则摄入糖 6 克。总体上看，摄入糖量较少，对血糖影响不会很大，即使服药后出现暂时性的血糖升高也是一过性的，恢复较快，对病情影响不大。所以，血糖控制比较稳定的糖尿病患者不必"谈糖色变"。

当然，对于糖尿病患者，服用止咳糖浆和含糖的颗粒剂、丸剂等应严格遵从医嘱，不可随意加量，更不可长期服用，以免加重负担。药物宜在两餐之间服用，不宜在餐前及餐后 1 小时内服用，以免导致餐后血糖过度升高。

▶ 持续咳嗽请及时就医

（1）持续 1 周以上的咳嗽，并开始出现发热、皮疹、哮喘的症状且反复出现，应马上去医院明确诊断。注意有发热的情况需要先去发热门诊排查。

（2）镇咳药连续服用 1 周，症状未缓解的也应就医。

（3）虽然有些镇咳药是非处方药，相对安全，可以就近购买，但急着使用是不明智的。谨记：轻微咳嗽不碍事，但持续咳嗽就一定要及时就医。

▶ 咳嗽药物，服药时切记谨遵医嘱

咳嗽药物在服用时应遵循药品说明书中的用法用量或谨遵医嘱按时服用，不可自行随意按需服用，类似于"猛喝一口""临睡前多喝一点""长时间喝点咳嗽药水，没事"的传统想法，妄求加大镇咳效果是不对的，胡乱用药、长期服用反而会造成疗效降低或不良反应的发生和发展。

▶ 一定要规避的咳嗽用药误区

咳嗽是常见疾病，但在服药时一定要规避以下误区：

（1）用药不及时：有些人对咳嗽并不重视，认为能挨过去就挨过去了，从而错过了咳嗽的最佳诊治时期。这样很容易使咳嗽反复发作，迁延不愈。对咳嗽必须重视，必要时及时就医。

（2）用药不合理：引起咳嗽的原因是多样的，若不对症下药、对因治疗则会徒劳无功。有些人不论是何种因素所引起的咳嗽，都服用同一种药物，这样做是不对的。

（3）一咳就用药：咳嗽时，急着使用咳嗽药是不明智的，应先查找引起咳嗽的病因，从根本上解决。例如患气管炎时会有黏痰，如果直接使用镇咳药的话，会导致痰液滞留在呼吸道，进而感染加剧，这种情况下一般应选用祛痰药。

▶ 咳嗽发作期间除规范选药服药外，还应注意什么

咳嗽发作期间，除规范用药外还应注意休息，多喝温开水，注意保暖，如有条件室内保持适当通风。患者戒酒更忌吸烟，也忌刺激性或辛辣食品。

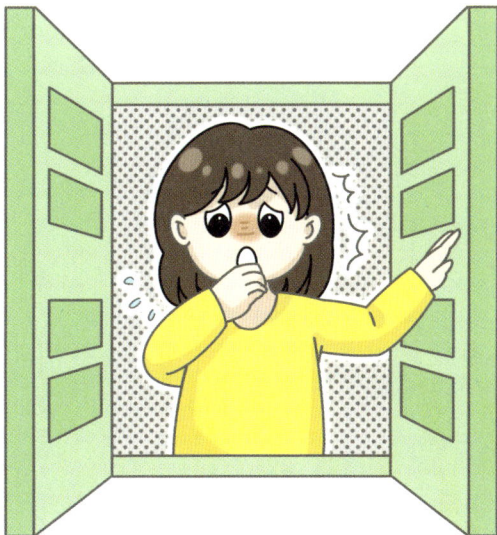

▶ 如何预防咳嗽，功夫在日常

（1）保持室内通风，使得空气新鲜。污浊的空气会对呼吸道黏膜造成一定的刺激，进而引起呼吸道黏膜充血，加重咳嗽。

（2）增加适量的户外锻炼，提高机体免疫力。

（3）及时增减衣服，注意保暖，谨防感冒。

（4）保证充足的睡眠，保持身心舒畅。

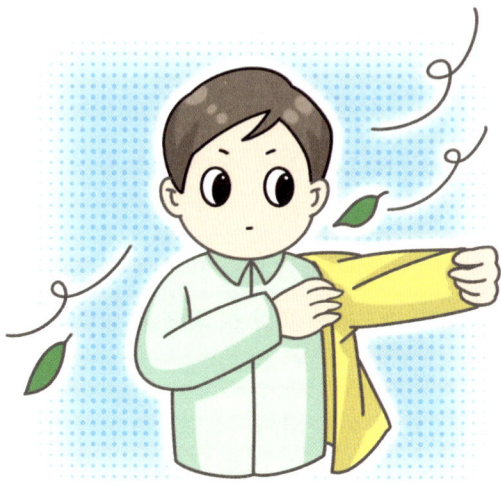